D1923398

Birgit Frohn

Fußreflexzonenmassage

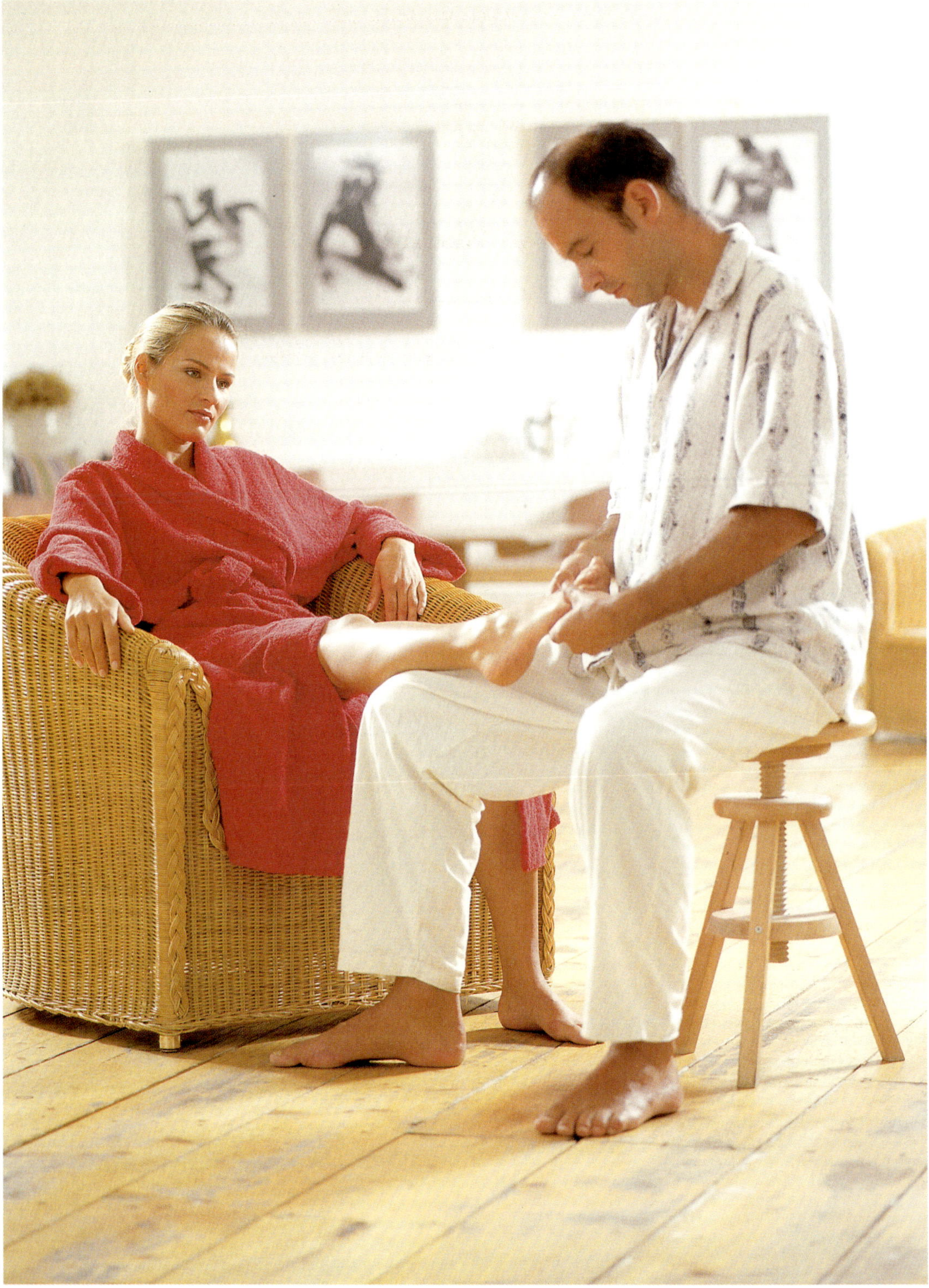

Birgit Frohn

Fußreflexzonenmassage

Mit der chinesischen Medizin
die Gesundheit stärken
und Beschwerden lindern

Weltbild

Inhalt

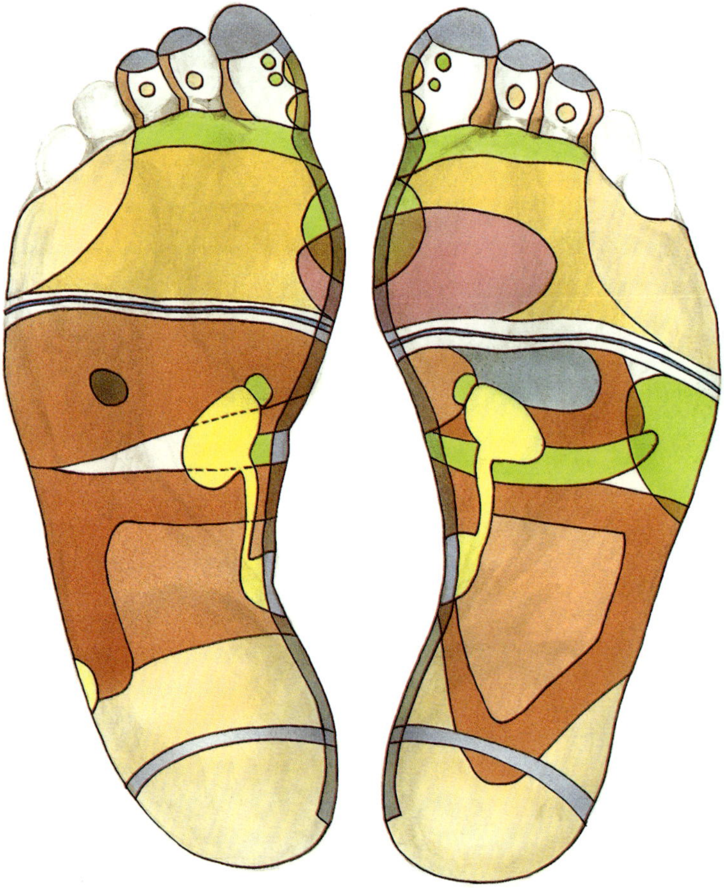

Auf den beiden Füßen findet sich das verkleinerte Abbild des Körpers und seiner einzelnen Organe und Bereiche.

Die Reflexzonenmassage ist eine ideale Therapie für Laien, denn sie lässt sich überall und ohne größere Vorkenntnisse anwenden.

Über die Reflexzonen lassen sich nicht nur Beschwerden lindern; Schmerzen in bestimmten Zonen weisen auf Organe und Körperbereiche hin, die in Mitleidenschaft gezogen sind.

Die Massage der Ohrreflexzonen stellt eine hervorragende Ergänzung der Behandlung der Fußreflexzonen dar.

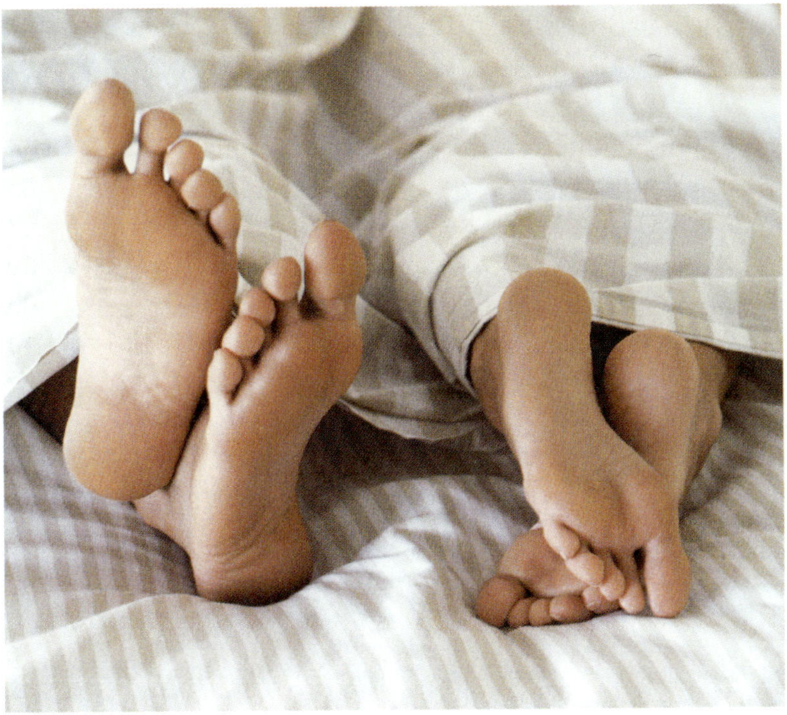

Über die Füße lassen sich ganz gezielt Gesundheit und Wohlbefinden beeinflussen.

Kleiner Aufwand, große Wirkung: Mit regelmäßiger Behandlung werden Sie erstaunliche Effekte erzielen.

Vorwort

»Dort, wo deine Füße stehen,
beginnt die Reise von tausend Meilen.«
Aus dem Tao-te-king

Das Wissen um die Reflexzonen der Hände und Füße ist uralt: Bereits die alten Ägypter und Römer, die Inkas und viele Indianerstämme sowie die Chinesen kannten und nutzten die Behandlung dieser Zonen zur Schmerzbekämpfung und zur Linderung vieler Beschwerden. So finden sich in alten Heilschriften auch zahlreiche Empfehlungen, in denen die wohltuenden Wirkungen der Reflexzonentherapie – freilich noch nicht unter diesem Namen – erwähnt werden.

Im alten China galten nicht jene Ärzte als die besten, die am meisten Patienten hatten; am angesehensten und wohlhabendsten waren diejenigen, die die meisten gesunden Menschen betreuten.

Zu Beginn unseres Jahrhunderts entwickelte sich aus diesen Kenntnissen, unterstützt von Wegbereitern, wie unter anderem dem amerikanischen Arzt Dr. Fitzgerald, eine fundierte Heilmethode, die zunehmende Beliebtheit unter Medizinern und Therapeuten wie auch unter Laien erlangt. Denn die Massage der Reflexzonen ermöglicht zum einen eine sanfte und ganzheitliche Behandlung, zum anderen ist sie eine ideale Therapie für Laien, denn sie lässt sich nahezu überall und in jeder Situation problemlos anwenden – ohne große Vorkenntnisse und Hilfsmittel.

Aufgrund ihrer vielen positiven Wirkungen, die sie hinsichtlich Erhaltung und Wiederherstellung der Gesundheit von Körper, Geist und Seele entfaltet, gewinnt die Reflexzonenmassage der Füße mehr und mehr Anhänger.

Selbstheilung anregen und vorbeugen

Die große Bedeutung der Reflexzonenmassage liegt vor allem in der Gesundheitsvorsorge: Indem sie den Energiefluss im Körper harmonisiert, die Funktionen von Organen und Drüsen normalisiert, Spannungen abbaut und Stressreaktionen ausgleicht, aktiviert sie intensiv die Selbstheilungskräfte und kann so vielen gesundheitlichen Störungen wirksam vorbeugen. Denn ebenso, wie bei der chinesischen Druckpunktmassage, der Akupressur, auf der die Reflexzonentherapie in ihren wesentlichen Grundzügen basiert, ist es stets Anliegen vorzubeugen, anstatt eine Krankheit (nachträglich) zu kurieren.

In den heutigen ganzheitlichen Therapien wird wieder entdeckt, worum schon antike Ärzte wussten: die heilende Energie unserer Hände.

Dieser primär vorbeugende Aspekt soll jedoch nicht implizieren, dass die Massage der Reflexzonen überwiegend der Verhütung von Krankheiten dient. Weit gefehlt: Mit dieser Heilmethode lassen sich auch zahlreiche bereits bestehende Beschwerden im körperlichen, geistigen und seelischen Bereich lindern und in den meisten Fällen sogar vollkommen heilen. Dies gilt insbesondere für jene Störungen des Befindens, deren Ursachen in einer Disharmonie der Lebenskräfte, der Energien eines Menschen, zu suchen sind – beispielweise dauerhafte Schlafstörungen, Spannungskopfschmerzen, depressive Verstimmungen und Angstzustände.

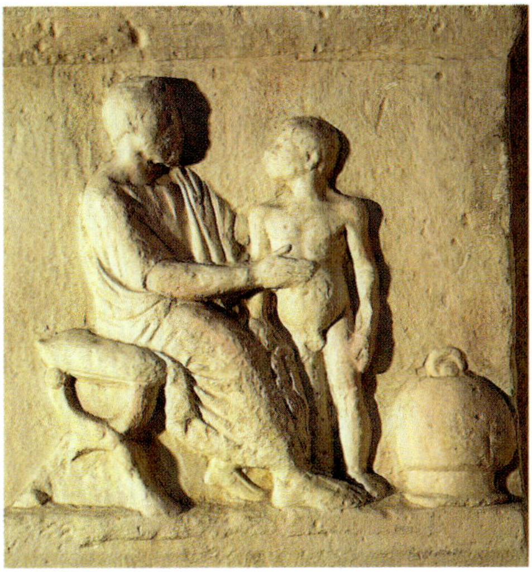

Als besonders wirkungsvoll erweist sich bei derartigen Beschwerden die Behandlung der Reflexzonen am Ohr. Denn über die Massage der Ohrreflexzonen, die in diesem Buch ebenfalls ausführlich dargestellt ist, kann direkt auf die seelisch-geistige Ebene eingewirkt und das psychische Befinden harmonisiert werden. Die vielen Behandlungserfolge, oftmals bei den Krankheiten, bei deren Therapie die moderne Schulmedizin an ihre Grenzen stößt, legen ein sehr eindrucksvolles Zeugnis von den umfassenden Heilwirkungen der Reflexzonenmassage ab – egal, ob Reflexzonen am Fuß oder am Ohr behandelt werden.

Dieses Buch wendet sich vor allem an jene Menschen, welche die Verantwortung für ihre Gesundheit nicht in andere Hände legen, sondern ganz im Gegenteil mit ihren eigenen aktiv zur Förderung und Erhaltung ihres Wohlbefindens beitragen möchten. Dazu findet sich auf den folgenden Seiten eine vollständige Zusammenfassung dessen, was Sie zur selbstständigen Anwendung der Reflexzonenmassage wissen sollten.

Was darüber hinaus erforderlich ist, sind Ihre beiden Hände und die Bereitschaft, sich dem Wesen dieser Therapiemethode zu öffnen, um selbst Verantwortung für die Erhaltung Ihrer Gesundheit und Ihres Wohlbefindens zu übernehmen.

Hände als Heilmittel

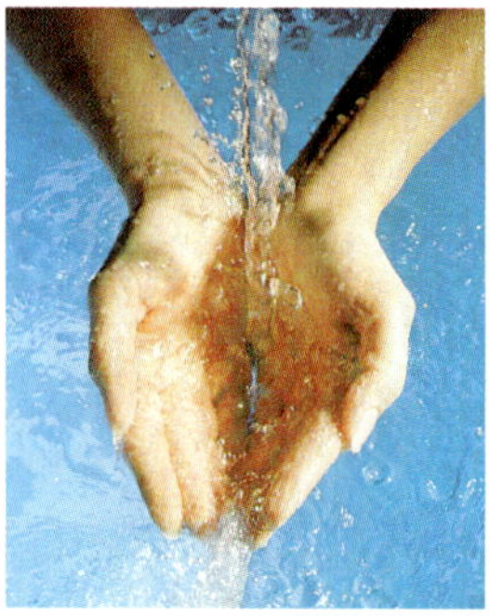

Um die Heilkraft der Hände wusste die Menschheit bereits vor einigen tausend Jahren.

Die Fußreflexzonenmassage gehört zu den ältesten natürlichen Heilweisen. Alle Kulturen haben seit Anbeginn der Menschheitsgeschichte verschiedene Praktiken zur Behandlung über die Füße ersonnen. Die frühesten Verweise datieren auf etwa 3000 v. Chr. In den letzten Jahrzehnten erfreut sich die Reflexzonenmassage zunehmender Beliebtheit als sanfte und überaus bewährte Methode zur Behandlung zahlloser Gesundheitsstörungen und zur Schmerztherapie. Bei immer mehr Medizinern und Masseuren ist sie inzwischen fest in den Therapieplan integriert. Die Reflexzonenmassage eignet sich zudem gut zur Selbstbehandlung, denn man kann sie ohne weitere Hilfsmittel überall und jederzeit einsetzen: ob zur gezielten Behandlung von Beschwerden und Schmerzzuständen, zur Anregung der Selbstheilungskräfte des Körpers, zum Abbau stressbedingter Spannungszustände oder aber zur allgemeinen Harmonisierung der Energieabläufe im Organismus.

Warum Berührung heilen kann

Durch die Massage der Reflexzonen des Körpers, die sich überwiegend an den Füßen befinden, lässt sich einfach und auf sanfte Weise zur Erhaltung von Gesundheit und Wohlbefinden beitragen. Denn das intensive Streichen mit den Fingerkuppen übt einen Reiz auf das Unterhautbindegewebe aus, wodurch die den massierten Bereichen zugeordneten Organe reflektorisch beeinflusst werden können.

Man entdeckte schon sehr früh, dass sich der heilsame Effekt von Massagen nicht nur auf die direkt behandelte Körperstelle beschränkt, sondern auch weiter entfernt liegende Regionen beeinflussen kann. Diese Fernwirkung stellt die Basis der Reflexzonenmassage dar, die Sie – wie im Verlauf des Buches gezeigt wird – zur Gesundheitsvorsorge sowie zur unterstützenden Behandlung von einfachen Beschwerden anwenden können.

Aufgrund ihrer zahlreichen positiven Wirkungen, die sie hinsichtlich Erhaltung und Wiederherstellung der Gesundheit entfaltet, gewinnt die Reflexzonenmassage der Füße zunehmend mehr Anhänger.

Zur Einstimmung erfahren Sie nun etwas über die Geschichte und das Wesen der Reflexzonentherapie.

Die Ursprünge der Reflexzonenmassage

Das Wissen um die wohltuenden, schmerzstillenden Wirkungen von Druck an bestimmten Körperstellen lässt sich weit zurückverfolgen. Ungeachtet kultureller Grenzen und Entwicklungsstufen ist bekannt, dass das Drücken schmerzender Stellen Linderung verschafft. Beispielsweise kann man weltweit beobachten, dass Kinder bei Schmerzen spontan die Hand auf die betreffende Stelle legen. Selbst im Tierreich taucht dieses Phänomen auf: Einige Tiere, wie etwa Braunbären, Schimpansen und Orang-Utans, pressen verletzte und schmerzende Körperstellen gegen einen Baumstamm oder legen sich auf Steine, um so Druck auf den Schmerzort auszuüben.

Denken Sie mal an Ihre erste Reaktion, wenn Sie sich wehgetan haben. Sehr wahrscheinlich drücken Sie mit der Hand auf das schmerzende Körperglied, um sich damit Linderung zu verschaffen.

Eine uralte Idee

Abgesehen von solchen rein instinktiven »Behandlungen« existierte in Indien bereits um 3000 v. Chr. ein umfangreiches Wissen über die Schmerzbehandlung durch Drücken und Massieren spezieller Punkte am Körper. Nahezu zeitgleich entwickelte sich auch im Reich der Mitte ein komplexes Therapiesystem, bei dem mittels gezielter Massage bestimmter Druckpunkte heilender Einfluss auf andere Körperbereiche und Organe genommen werden konnte: die Akupunktur und Akupressur der Chinesen.

Doch nicht nur in fernöstlichen Regionen, auch im Land der Pharaonen hatten die Heilkundigen schon lange vor Beginn unserer Zeitrechnung die Massage der Reflexzonen in ihren Behandlungskanon aufgenommen. Dies belegt unter anderem ein auf etwa 2300 v. Chr. datiertes Gemälde in der Grabkammer eines altägyptischen Arztes aus Sakkara, Oberägypten, auf dem die Behandlung der Reflexzonen an Händen und Füßen dargestellt ist. Von der le-

Neben zahllosen heilkräftigen Rezepturen galten im Pharaonenreich auch die Hände als wirksame »Arznei«.

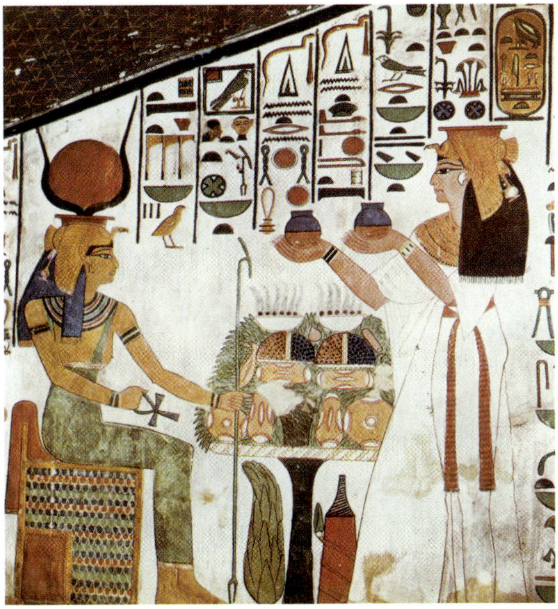

gendären ägyptischen Königin Kleopatra wiederum ist überliefert, dass sie sich regelmäßig massierenderweise den Füßen von Marcus Antonius gewidmet haben soll. Ob dies mit zu der großen Verehrung beigetragen hat, die der römische Herrscher der berühmten Masseurin entgegenbrachte, sagt uns die Geschichtsschreibung allerdings nicht.

Alte Tradition im Westen

Auch heute noch wird die Reflexzonenmassage in vielen Reservaten der nordamerikanischen Indianervölker als wirksame Heilmethode angewandt.

Sehr viel weiter westlich des Nils, jenseits des Atlantiks, bediente man sich ebenfalls der wohltuenden Wirkungen von Reflexzonenmassagen bei verschiedensten Störungen des Befindens. Aus alten Überlieferungen geht hervor, dass viele Indianervölker Nordamerikas um reflektorische Zusammenhänge wussten und diese gezielt zur Heilung und vor allem zur Schmerzlinderung einsetzten. Wir wir heute wissen, war die Massage der Reflexzonen auch den alten Inkas wohl vertraut. Sie verfeinerten die Technik und machten sie zu einem ausgeklügelten Behandlungssystem.

Und auch im antiken Europa war die Reflexzonentherapie nicht unbekannt. So finden sich in den alten Schriften römischer Gelehrter und Heilkundiger viele Hinweise auf Behandlungsweisen, die sich exakt in die Theorie der Reflexzonen einfügen. Weniger weit zurück liegt ein historischer Bericht über einen der berühmtesten Bildhauer und Goldschmiede der Renaissance, den Florentiner Benvenuto Cellini (1500–1571). Jenen Zeilen zufolge soll dieser unter quälend starken Schmerzzuständen am gesamten Körper gelitten haben, die er durch Druck auf spezielle Punkte an Fingern und Zehen erfolgreich kuriert hat. Der Nachwelt ebenfalls überliefert sind Schriften des Leipziger Arztes Dr. Ball aus dem Jahr 1580, in denen er über die organferne Therapie von Beschwerden mittels Massage bestimmter Druckpunkte berichtet.

Reflexzonenmassage war wirksames Hausmittel zahlreicher Berühmtheiten vergangener Epochen – unter anderem von Benvenuto Cellini.

Ein »Urenkel« der Akupressur

Ungeachtet der Tatsache, dass die Reflexzonenmassage auch im Abendland schon in sehr früher Zeit Anwendung fand, nimmt man heute an, dass ihre Wiege im Reich der Mitte stand. Denn die alten Chinesen waren es vermutlich, die als Erste den Nachweis erbrachten, dass sich durch Massieren und Drücken nicht nur die betreffende, lokal begrenzte Region behandeln lässt, sondern dass sich eine solche Behandlung auch auf weiter entfernt liegende Bereiche auswirkt. Sie stellten fest, dass man auf diese Weise nicht nur Schmerzen lindern, sondern auch Beschwerden der inneren Organe günstig beeinflussen und heilen kann.

Vor diesem Hintergrund darf die chinesische Druckpunktmassage als »Urmutter« der Reflexzonenmassage angesehen werden.

Vom tradierten Heilwissen zur fundierten Behandlungsmethode

Auch wenn sich die Anfänge der Reflexzonenmassage bis weit ins Altertum zurückverfolgen lassen, schlug die Geburtsstunde der modernen Reflexzonentherapie erst mit der wissenschaftlichen Erforschung reflektorischer Zusammenhänge vor etwa 125 Jahren. Einen der wichtigsten Impulse zur Entwicklung der Reflexzonentherapie gaben die Untersuchungen über die Reaktionen des Körpers auf bestimmte Reize, welche 1904 dem russischen Wissenschaftler Ivan Pawlow (1849–1936) den Nobelpreis einbrachten. Basierend auf seinen Erkenntnissen kamen die Forscher damals auf den Gedanken, die Wirkungen von Reflexreaktionen ganz gezielt zu therapeutischen Zwecken zu nutzen, indem der Körper bestimmten Reizen ausgesetzt wird.

Dem nach einem Attentat unter starken Wundschmerzen leidenden 20. Präsidenten der Vereinigten Staaten, James Abraham Garfield (1831–1881), verschafften regelmäßige Massagen der Fußreflexzonen deutliche Linderung – alle anderen Behandlungen hatten sich als wirkungslos erwiesen.

Die Entwicklung der Zonentheorie

Etwa zur gleichen Zeit betrieb der Amerikaner Dr. William H. H. Fitzgerald (1872–1942) eingehende Forschungen über die Möglichkeiten zur Behandlung innerer Organe sowie zur Schmerzlinderung mittels Drücken und Massieren bestimmter Hautareale. Anhand der daraus gewonnenen Erkenntnisse sowie dem umfangreichen medizinischen Wissen der amerikanischen Ureinwohner entwickelte der Hals-Nasen-Ohren-Arzt schließlich zu Beginn unseres Jahrhunderts seine »Zonentheorie«: Er teilte den Körper in zehn senkrechte Zonen ein, die jeweils in den Fingerspitzen und in den Zehen beider Füße enden (siehe Seite 42ff.). Wird innnerhalb einer Zone nur an einer

Stelle Druck ausgeübt, beeinflusst dies die komplette Zone – bestimmte Bereiche an Füßen oder Händen sind also mit anderen Körperteilen und Organen der gleichen Zone verbunden.

Behandlung via Fernwirkung

Dr. Fitzgerald hatte entdeckt, dass sich durch Drücken beziehungsweise Massieren bestimmter Zonen auf der Haut die Funktion innerer Organe positiv beeinflussen sowie Schmerzen lindern lassen. Das Erstaunliche daran war, dass es sich als vollkommen unerheblich erwies, wie weit die behandelte Hautregion von dem Organ entfernt lag, an dem sich die Wirkungen zeigten. Den ersten Anstoß zu seinen Untersuchungen erhielt der Arzt vermutlich durch seine eigenen Patienten: Er hatte wiederholt beobachtet, dass jene, die bei operativen Eingriffen weniger empfindlich auf Schmerzen reagierten, ihre Fingerkuppen an die Armlehnen des Operationsstuhls pressten. Daraus folgerte er, dass zwischen dem Druck auf die Fingerkuppen und der verminderten Schmerzempfindlichkeit möglicherweise ein Zusammenhang bestehen könnte – der Beginn seiner Studien.

Mit knapp 60 Jahren ist die Fußreflexzonenmassage eine vegleichsweise junge Therapiemethode, die vor allem in den USA mittlerweile eine immense Bedeutung erlangt hat.

Die Reflexzonen an den Füßen werden entdeckt

Im Laufe der Jahrzehnte wurde die von Dr. Fitzgerald entwickelte Zonentherapie immer wieder überarbeitet und modifiziert. Eine Schlüsselrolle spielte dabei die amerikanische Masseurin Eunice Ingham: Sie hatte beobachtet, dass Spannungszustände oder erhöhte Schmerzempfindlichkeit an einem bestimmten Bereich am Fuß in nahezu allen Fällen mit einer Störung in dem nach der Zonentheorie jeweils korrespondierenden Körperteil einhergingen. Ausgehend von ihrer langjährigen Erfahrung übertrug Mrs. Ingham in den 30iger Jahren die Körperzonentheorie auf die Füße und entwickelte so die Fußreflexzonenmassage. Sie hat sich mittlerweile millionenfach bewährt und ist zu einer fundierten und dabei einfach anwendbaren Heilmethode für gesunde und kranke Tage geworden. Das hohe Ansehen, das die Reflexzonenmassage bei Patienten und Ärzten genießt, ist das Resultat ihrer umfassenden Wirkungen.

Heilende Reaktionen: Reflexe und ihre Wirkung

Eine der größten Vorzüge der Reflexzonenmassage liegt in der Gesundheitsvorsorge: Wir können damit zahlreichen Beschwerden vorbeugen.

Unter Reflexzonen am Fuß sind kleine Projektionsflächen der Körperteile und Organe zu verstehen, welche über Nervenimpulse mit dem übrigen Körper in Verbindung stehen und in ihrer Gesamtheit das stark verkleinerte Abbild des Menschen darstellen (siehe Seite 44f.). Die Reflexzonen reflektieren das Gesamtbild des menschlichen Körpers auf einer kleineren Fläche, nämlich auf den Füßen: an der Sohle, an den Innenseiten, an den Außenseiten sowie am Fußrücken. Daneben gibt es auch Reflexzonen an den Händen sowie an den Ohren (siehe Seite 102). Zum Verständnis der Reflexzonentheorie ist es wichtig, sich stets zu vergegenwärtigen, dass es sich dabei um Zonen handelt – also um Flächen und nicht um festgelegte, klar abgegrenzte Punkte. Reflexzonen können in ihrer Anordung und Größe individuell leicht variieren und sich gegenseitig überlappen und ineinander übergreifen – bei der Beschreibung der einzelnen Zonen ab Seite 46 wird dies deutlich.

Regulation und Harmonisierung

Die Massage der Reflexzonen bewirkt über energetische Verbindungen bestimmte Reaktionen in den ihnen jeweils zugeordneten Körperteilen. Es handelt sich also nicht um eine mechanische »Reparatur« von außen, sondern um das Harmonisieren beziehungsweise Regulieren körpereigener Energien, also um die Aktivierung der Selbstheilungskräfte. Vor diesem Hintergrund lässt sich die Reflexzonenmassage auch als Regulationstherapie verstehen.

Um den Wirkmechanismus der Reflexzonenmassage in allen Einzelheiten erklären zu können, ist noch einiges an Forschungsarbeit erforderlich.

Was dabei im Einzelnen vor sich geht und wie die heilsamen »Informationen« von den behandelten Zonen aus zu ihren Zielorten finden, ist unklar. Es gibt verschiedene Theorien darüber, die allerdings (bislang) nur mit der Unmittelbarkeit des Heilungserfolges nach dem Massieren der einzelnen reflektorischen Zonen belegt werden können. Denn bis heute sind keinerlei anatomische Zusammenhänge zwischen den massierten Zonen und den jeweiligen reflektorisch zugeordneten Bereichen nachgewiesen.

Von Reflexbögen und Impulsen

Durch das Massieren einer Reflexzone wird ein Reiz ausgelöst, der über eine reflektorische Koppelung, einen so genannten Reflexbogen, an das zu behandelnde Organ beziehungsweise den Körperbereich weitergeleitet wird und dort seine Wirkung entfaltet. Zwischen einzelnen Bereichen der Körperoberfläche und zu den inneren Organen bestehen also Verbindungen, über welche Impulse vermittelt werden können.

Mit anderen Worten: Der Hautbereich, der über entsprechende Reflexbögen mit dem Organ verbunden ist, zeigt ebenso wie das betreffende Organ selbst Störungen. Diese äußern sich durch erhöhte Schmerzempfindlichkeit sowie durch Schwellungen oder Dellen in diesem Bereich. Durch die Massage, das Auslösen eines Reizes, lassen sich zum einen die Störungen in der behandelten Reflexzone selbst beheben und zum anderen das mit ihr in Verbindung stehende Organ heilend beeinflussen. Der durch die Massage hervorgerufene Impuls führt zur Lockerung und Entkrampfung der betreffenden Reflexzone und reguliert über eine Kette biochemischer und nervaler Reaktionen die gestörten Funktionen im entsprechenden Organ.

Mehr als nur Nervenstränge

Die von Dr. Fitzgerald festgesetzten zehn senkrechten Zonen weisen eine gewisse Ähnlichkeit mit den Meridianen der traditionellen chinesischen Medizin auf, sind jedoch nicht mit ihnen gleichzusetzen.

Lange Zeit wurde die Wirkung der Reflexzonenmassage vorwiegend mit der eben geschilderten Hypothese erklärt: Von den Reflexzonen aus gelangen Nervenimpulse über Reflexbögen an das Gehirn und werden von dort aus an das jeweils korrespondierende Organ gesandt, wo sie einen Reiz auslösen. Dies erschien auch plausibel, da in den Füßen über 70 000 Nerven enden, über deren Stimulation die mit ihnen in Verbindung stehenden Körperteile beeinflusst werden könnten.

Dieser ebenso einfache wie einleuchtende Mechanismus ist jedoch nicht allein verantwortlich für die Wirkung. Die Reflexzonenmassage basiert nicht nur auf Nervenverbindungen, sondern auf bisher noch nicht nachgewiesenen energetischen Verbindungen zwischen den Füßen und den inneren Organen sowie bestimmten Körperbereichen und -funktionen. Die Wirkung der Reflexzonentherapie liegt also viel tiefer als bislang angenommen. Sie ist trotz der profunden Kenntnisse über die Meridiane und die Akupressurpunkte am besten auf einer Ebene zu begreifen, die über eine rein körperlich-materielle Betrachtung hinausgeht.

Den ganzen Menschen behandeln

Die Massage der Reflexzonen wirkt sich auf den Menschen in seiner Gesamtheit von Körper, Geist und Seele überaus positiv aus. Denn indem die Füße den gesamten Körper repräsentieren, profitiert stets das allgemeine Befinden von der Massage, auch wenn ganz gezielt eine spezielle Beschwerde therapiert werden soll. Obwohl immer »nur« einzelne kleine Teilbereiche an Füßen, Händen oder Ohren behandelt werden, ist die Reflexzonentherapie ganzheitlicher Natur, da sie über die reflektorischen Zusammenhänge den gesamten Organismus beeinflusst.

Getreu dem Prinzip »pars pro toto«, »der Teil für das Ganze«, umfasst die Wirkung der Reflexzonenmassage den gesamten Organismus.

Andersherum betrachtet gibt es kaum eine Beeinträchtigung des Wohlbefindens, bei der sich die Reflexzonentherapie nicht als effektiv erweist. Ob als alleinige Behandlung oder im Verbund und zur Unterstützung anderer Therapien, ob akutes oder chronisch ausgeprägtes Leiden, ob körperlich oder seelisch-geistig manifest: Diese sanfte Behandlungsmethode entfaltet vielfältigste Wirkungen, da sie vor allem auf der energetischen Ebene ansetzt.

Die Wirkung auf den Körper

Zunächst wirkt die Reflexzonenbehandlung, wie jede andere Form der Massage auch, allgemein harmonisierend, entspannend und beruhigend. Durch die Entspannung verbessert sich die Durchblutung im gesamten Körper, was wiederum die Organfunktionen generell stärkt und die Regeneration der Organe fördert.

Die Massage der Reflexzonen ist eine energetische Behandlung, die bei den tiefliegenden Ursachen einer Gesundheitsstörung ansetzt – bei energetischen Ungleichgewichten und Blockaden im Energiefluss.

Darüber hinaus lässt sich über die Massage der Reflexzonen auch ganz direkt auf die jeweils zugeordneten Organe einwirken. Störungen, sei es im Magen-Darm-Trakt, an der Leber oder beispielsweise im Herz-Kreislauf-System, können positiv beeinflusst beziehungsweise beseitigt werden. Doch nicht nur die inneren Organe, auch Knochen, Muskeln und Gelenke profitieren in hohem Maße. Bei vielen Beschwerden im Bereich des Bewegungsapparates, etwa bei Rheuma oder Gicht, lassen sich durch die regelmäßige Behandlung der Reflexzonen sehr gute Heilungserfolge erzielen. Kurzum: Die Stimulation der Reflexzonen kann die Heilung sowohl akuter wie chronischer Beeinträchtigungen des körperlichen Wohlbefindens wirksam unterstützen und beschleunigen.

Die Wirkung auf die Psyche

Die Reflexzonentherapie ist eine Ordnungstherapie, da sie gestaute Energien wieder zum Fließen bringt, die Organe in ihren Funktionen reguliert und die Selbstheilungskräfte des Körpers anregt.

Vor dem Hintergrund, dass die Reflexzonenmassage Entspannung und Ausgeglichenheit fördert, eignet sie sich ganz hervorragend zur Behandlung all jener Gesundheitsstörungen, denen übermäßige nervliche Anspannung, Stress und dauerhafte geistige Überbeanspruchung zu Grunde liegen. Und so zeigt diese Therapie vor allem bei psychosomatischen Beschwerden erstaunlich gute Wirkungen. Da Körper und Seele in einer engen wechselseitigen Beziehung stehen, lassen sich psychische Probleme, die sich körperlich äußern, direkt über die Massage der Reflexzonen behandeln.

Doch obwohl die Behandlung der Fußreflexzonen das psychische Befinden deutlich zu bessern vermag, sollten Sie bei psychischen und psychosomatischen Beschwerden vor allem Reflexzonen der Ohren massieren. Denn viele seelische Funktionsbereiche stehen mit den Ohrreflexzonen in Verbindung. So kann beispielsweise bei Ängsten, Niedergeschlagenheit oder übermäßiger nervlicher Anspannung und Nervosität die Massage der entsprechenden Reflexzonen am Ohr überaus positive Effekte haben.

Reflexzonenmassage aktiviert den Fluss der körpereigenen Energien und fördert damit die Erhaltung beziehungsweise Wiederherstellung von Gesundheit und Wohlbefinden.

Wo sich die Reflexzonen für die verschiedenen psychischen Bereiche an den Ohren befinden, wie sie zu behandeln sind und welche Bedeutung der Ohrreflexzonentherapie in Zukunft zukommen wird – auch angesichts der enormen Zunahme psychisch bedingter Erkrankungen – erfahren Sie auf Seite 102ff.

Vorbeugen, statt nachträglich kurieren

»Eine Krankheit zu heilen, die schon existiert, ist, als ob man einen Brunnen gräbt, nachdem man Durst bekommen hat.« Dies besagt ein altes chinesisches Sprichwort. Und so galten im

Reich der Mitte auch nicht jene Ärzte als die besten, die am meisten Patienten hatten, sondern jene, welche die meisten gesunden Menschen betreuten.
Als bestes und einfachstes Mittel zur Erhaltung der Gesundheit galt und gilt die Harmonisierung der Lebensenergien, die Basis der Akupressur, aber auch der Reflexzonenmassage. Entsprechend bietet sich die Massage der Reflexzonen ideal zur Gesundheitsvorsorge an, da sie die Selbstheilungskräfte des Körpers mobilisiert und so alle wichtigen Voraussetzungen für körperliches, geistiges und seelisches Wohlbefinden schafft.

Reflexzonenmassage zeigt vor allem bei solchen Befindlichkeitsstörungen Erfolge, deren Ursachen in einem Ungleichgewicht der Lebensenergien zu suchen sind und bei deren Behandlung die moderne Schulmedizin oftmals an ihre Grenzen stößt.

Eine Therapie für jedermann

Da die Massage der Reflexzonen den Organismus in seiner Gesamtheit behandelt und nicht nur die Symptome einer Beschwerde, profitiert jeder von dieser Therapiemethode, ungeachtet seines Alters oder seiner augenblicklichen Verfassung. Die Reflexzonentherapie bringt bei einer großen Anzahl akuter wie chronischer Gesundheitsstörungen deutliche Linderung und sollte regelmäßig durchgeführt werden, um den Behandlungseffekt und damit verbunden das wiedererlangte Wohlbefinden zu erhalten.

Wozu kann Reflexzonenmassage eingesetzt werden?

- Frühzeitige Erkennung körperlicher wie psychischer Störungen
- Lokalisieren von Schwachstellen des Organismus
- Allgemeine Gesundheitsvorsorge
- Regulieren der Organfunktionen
- Tiefgreifende Umstimmung des Körpers
- Harmonisieren der Energieabläufe
- Stärkung des Immunsystems
- Aktivieren der körpereigenen Selbstheilungskräfte
- Gezielte Behandlung von psychischen wie körperlichen Beschwerden
- Begleittherapie bei schwerwiegenden Erkrankungen
- Nachsorge nach Operationen, Rehabilitation nach Unfällen
- Behandlung stressbedingter Beschwerden

Das Einmaleins der Reflexzonenmassage

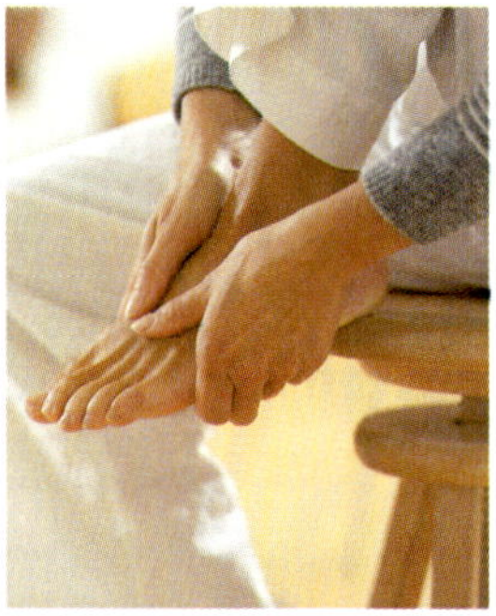

Massage der Fußreflexzonen: Tiefenwirksame Streicheleinheiten für strapazierte Füße und bewährtes Heilmittel in einem.

Die Massage der Reflexzonen ist eine Be»hand«lung im wörtlichen Sinn: Die sanften Bewegungen der Hand, das Symbol für Zuwendung schlechthin, stimulieren die Zonen und lösen heilende Reaktionen an den zugeordneten Organen und Körperbereichen aus. Sie regulieren die Energien im Körper, beseitigen eventuelle Energieblockaden, und sie fördern das Selbstheilungsbestreben des Organismus. In diesem Kapitel erfahren Sie, was Sie zur praktischen Durchführung der Reflexzonenmassage – außer Ihren Händen – noch benötigen: Dies reicht vom Wissen um die Möglichkeiten und Grenzen dieser Behandlung über die regelmäßige Fußpflege bis zu den verschiedenen Grifftechniken.

Sanft, aber wirkungsvoll

Aufgrund der vielfältigen Wirkungen und entsprechend umfassender Anwendungsbereiche wird die Fußreflexzonenmassage zukünftig eine große Bedeutung für das Gesundheitssystem erlangen – nicht nur als vorbeugende Maßnahme, sondern auch als ganzheitlich wirksame Behandlung bereits bestehender Gesundheitsstörungen. Dies gilt vor allem für chronische und psychosomatisch bedingte Erkrankungen: Während die moderne Schulmedizin bei deren Therapie häufig an ihre Grenzen stößt, zeigt die Reflexzonenmassage vielfach beachtliche Heilerfolge. Doch lesen Sie zunächst, welche Geschichten uns die Füße erzählen können.

Störungen der Fußgesundheit geben sich oftmals deutlich spürbar an den Reflexzonen der Füße zu erkennen.

Die Sprache der Füße

Unsere beiden Füße bergen in sich nicht nur das verkleinerte Abbild der Körpers mit allen seinen Organen und Bereichen. Sie spiegeln auch unser momentanes seelisches Befinden wider – wie wir zu uns selbst »stehen« – und geben Auskunft darüber, wie wir in den vergangenen Jahren durch das Leben geschritten sind. Redensarten wie »auf wackligen Füßen stehen«, »jemandem wieder auf die Füße helfen« oder »mit beiden Füßen fest auf dem Boden stehen« geben den Zusammenhang zwischen dem Befinden eines Menschen und den Füßen sehr anschaulich wieder.

In China hat sich bereits vor Tausenden von Jahren die Vorstellung geprägt, dass der Mensch durch die einzelnen Körperregionen in Kontakt mit seiner Umwelt tritt: Der Kopf verbindet mit dem Himmel; mit den Händen steht man durch das Berühren untereinander in Verbindung; die Geschlechtsorgane tragen neues Leben in sich, das in die Außenwelt hinein geboren werden kann; über den After hat man im Zuge des Stoffwechselkreislaufes Verbindung mit der Umwelt; und die Füße schließlich bilden den Kontakt zur Erde.

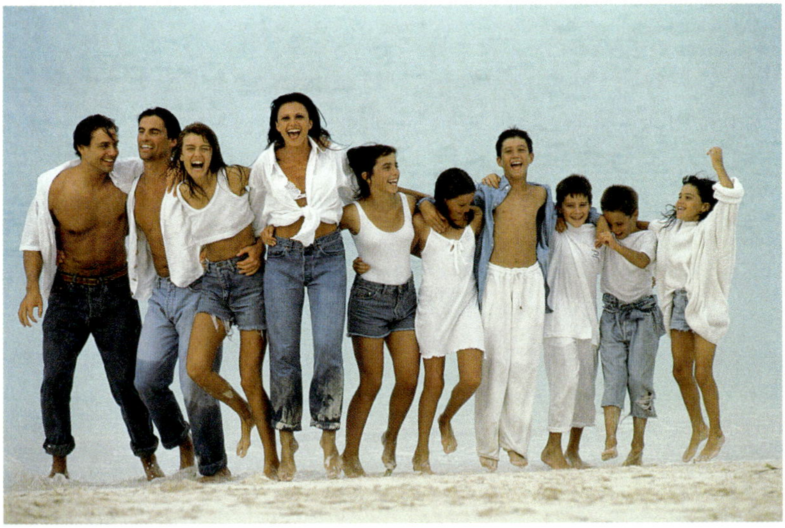

Barfußlaufen ist die einfachste Form der Fußreflexzonenmassage – am wirksamsten und zugleich am schönsten ist sie am Sandstrand.

Visitenkarte von Wohlbefinden und Vitalität

Darüber hinaus sind die beiden Säulen, die unseren Körper tagtäglich durchs Leben tragen, natürlich ganz klar Ausdruck unseres Wohlbefindens und unserer Gesundheit. Gleich einer Visitenkarte lassen sich aus den Füßen diverse Krankheitszustände und Störungen ablesen und so ein erster Eindruck über die Stärken, aber auch über die Schwachstellen des Organismus gewinnen. Denn die vielen äußeren und inneren Belastungen, denen die Füße beständig ausgesetzt sind, werden in ihnen gewissermaßen »gespeichert« und treten nach einem gewissen Zeitraum in Form sicht- beziehungsweise spürbarer Veränderungen zum Vorschein. Bei genauerem Hinsehen lässt sich fast an jedem Fuß eine mehr oder minder stark ausgeprägte Abweichung von der »Norm« feststellen.

Die Reflexzonenmassage ist kein Diagnoseinstrument! Schmerzhafte Reaktionen in bestimmten Zonen weisen nur darauf hin, in welchen Organen oder Körperregionen Störungen vorliegen. Art und Ausmaß der Beschwerden lassen sich daraus nicht entnehmen.

Nun stellt sich die Frage, wie ein normgerechter und gesunder Fuß eigentlich aussieht und was auf mögliche gestörte Zonen hindeuten kann. Erfahrene Reflexzonentherapeuten erkennen sehr rasch beim ersten Abtasten und Betrachten eines Fußes, wo sich Störungen verbergen; für den Laien hingegen ist dies oftmals sehr schwierig. Denn beispielsweise ist eine verdickte Hornhaut an Fersen und Großzehenballen angesichts der an diesen Stellen größeren mechanischen Belastung durchaus »normal« und muss nicht auf eine gestörte Reflexzone hindeuten. Ist die Hornhaut jedoch extrem dick, kann es sich auch um Anzeichen gestörter Zonen und damit um einen Hinweis auf eventuelle Störungen in dem zugeordneten Organ beziehungsweise Körperteil handeln. Ebenso sind bei Schwielen oder Hornhaut an dafür untypischen Stellen, etwa an der Fußinnenseite, wo im Grunde kein großer Druck von außen einwirkt, Störungen zu vermuten.

Diagnose vom Experten

Aus den Füßen zu lesen, bedarf langjähriger Erfahrung, um nicht falsche und vorschnelle Rückschlüsse zu ziehen – manchmal sprechen die Füße auch in Rätseln. Zur genauen Diagnose und zur gezielten Behandlung einer Gesundheitsstörung sollten Sie deshalb einen guten Reflexzonentherapeuten aufsuchen. Ist die Ursache Ihrer Beschwerden eindeutig abgeklärt, können Sie sie mittels der Fußreflexzonenmassage sehr gut selbst behandeln. Wie das geht, erfahren Sie in den beiden folgenden Kapiteln ab Seite 24.

Wer bereits bestehende gesundheitliche Störungen gezielt mittels der Fußreflexzonentherapie behandeln möchte, sollte sich zuvor von einem Experten beraten lassen.

Falls Sie oder Ihr behandelter Partner bei der Massage einer Reflexzone Schmerzen empfinden, bedeutet dies noch nicht, dass das zugehörige Organ gestört oder gar erkrankt ist. Genauso gut kann es sein, dass diese Überempfindlichkeit einer Zone von einer momentanen Überbeanspruchung, Ermüdung oder von einer vorangegangenen Verletzung am Fuß herrührt. Doch wenn sich der Schmerz bei der Massage einer bestimmten Zone immer wieder einstellt und über längere Zeit bestehen bleibt, sollten Sie einen fachkundigen Arzt oder Therapeuten zu Rate ziehen.

Spurensuche am Fuß

Wer sich selbst einmal mit der Sprache der Füße versuchen möchte, sollte sich zunächst vor Augen führen, dass einerseits eine Wirkung von außen nach innen existiert und andererseits etwas von innen nach außen wirken kann. Demgemäß muss nicht jede tastbare oder sichtbare Veränderung am Fuß Ausdruck einer gestörten Zone und damit eines gestörten Organs sein. Es kann sich beispielsweise genauso gut zu enges und schlecht passendes Schuhwerk dahinter verbergen. Relativ einfach zu deuten sind dagegen Erscheinungen wie Knötchen, Knorpelchen oder Schwellungen, die nicht auf Einflüsse von außen zurückzuführen sind – solche Veränderungen können Anzeichen für eine gestörte Zone sein und haben meist einen ausgeprägten Signaleffekt. Das Gleiche gilt für schmerzhafte und übermäßig druckempfindliche Zonen.

Häufige Ursachen von Fußbeschwerden sind dauerhafte Überlastung, z. B. durch stehende Berufe, einseitigen Sport oder zu enges Schuhwerk.

Sicht- oder tastbare Veränderungen am Fuß lassen sich also in zwei Gruppen unterteilen: Zum einen können sie die Folgen einer mechanischen Einwirkung von außen sein – mit und ohne Einfluss auf das korrespondierende Reflexorgan. Zum anderen können die Veränderungen aufgrund einer Störung im Bereich des zugeordneten Organs entstanden sein.

Einfach gut zu Fuß

- Barfußlaufen ist die einfachste Form der Fußreflexzonenmassage, denn dabei werden alle Zonen der Fußsohlen stimuliert und massiert. Ziehen Sie also so oft wie möglich Schuhe und Strümpfe aus.
- Tragen Sie ausschließlich Socken und Strümpfe aus Naturfasern (Baumwolle, Wolle, Seide).
- Massieren Sie die Füße jeden Tag, am besten gleich im Anschluss an das Duschen oder Baden, mit einer fetthaltigen Creme.

- Machen Sie regelmäßig Fußgymnastik: Greifen Sie ein Tuch mit den Zehen, und geben Sie es von einem Fuß zum anderen weiter. Wippen Sie öfters auf den Zehenspitzen, und rollen Sie dann bis zu den Fersen ab. Laufen Sie abwechselnd auf den Fußaußenkanten und Fußinnenkanten.
- Ein Massageroller aus Holz fördert die Durchblutung und Entspannung der Füße. Steht er unter Ihrem Schreibtisch oder vor dem Sessel, können Sie ihn ganz nebenbei benutzen.
- In Turnschuhen schwitzen die Füße. Tragen Sie sie deshalb nie über längere Zeit.
- Wechseln Sie mehrmals am Tag die Schuhe, und variieren Sie die Absatzhöhe.
- Tragen Sie keine zu engen oder unbequemen Schuhe, denn Ihre Füße zahlen Ihnen das mit Druckstellen und verstärkter Hornhautbildung heim.
- Doktern Sie nicht selbst an Hühneraugen herum. Diese gehören in fachmännische Behandlung durch einen erfahrenen Kosmetiker oder Hautarzt.

Über Tage den gleichen Lieblingsschuh zu tragen, kommt zwar der eigenen Eitelkeit entgegen, schadet jedoch den Füßen.

Die Praxis der Reflexzonenmassage

Bei der Reflexzonenmassage gibt es keine Altersgrenze oder andere Kriterien, die gesunde Menschen von dieser Heilmethode ausschließen könnten.

Die Reflexzonenarbeit am Fuß stellt eine der wichtigsten und zugleich eine der einfachsten Möglichkeiten zur Gesundheitsvorsorge dar. Sie steht jedem offen, der seine Gesundheit auf sanfte und natürliche Weise erhalten und selbst durch regelmäßige Entspannung und Harmonisierung dafür Sorge tragen möchte, dass sich Störungen im Energiefluss und damit im gesamten körperlichen wie psychischen Befinden gar nicht erst entwickeln können.

Möglichkeiten und Grenzen der Reflexzonentherapie

Im Mittelpunkt der therapeutischen Möglichkeiten, welche die Reflexzonenmassage bietet, stehen funktionelle Störungen. Das sind Beschwerden, die noch nicht so weit fortgeschritten sind, dass der Organismus in seiner Struktur verletzt oder gar zerstört ist.

Bei diesen Beschwerden hilft Reflexzonenmassage

- Alle Arten von Verdauungsbeschwerden
- Kopfschmerzen und Migräne
- Menstruationsbeschwerden
- Hormonelle Störungen
- Schwangerschaftsbeschwerden
- Atemwegserkrankungen
- Leichte Herz-Kreislauf-Störungen
- Rheumatische und arthritische Erkrankungen
- Abnutzungserscheinungen der Muskeln und Knochen
- Verschiedene Hautleiden wie Akne, Neurodermitis oder Schuppenflechte
- Allergien
- Zahnschmerzen
- Nervenschmerzen
- Beschwerden von Nieren und Blase (vor allem Blasenentzündung)
- Schlafstörungen
- Nervosität und Stress
- Angstzustände und depressive Verstimmungen
- Alle psychosomatischen Erkrankungen
- Als begleitende Behandlung bei schweren Erkrankungen wie etwa Herzleiden, Multiple Sklerose oder Tumorerkrankungen

Die Massage der Reflexzonen zeitigt bei vielen Beschwerden gute Erfolge – ganz besonders wirksam ist sie bei allen stressbedingten Gesundheitsproblemen.

Im Verbund doppelt wirksam

Die Reflexzonenmassage der Füße, selbstverständlich auch die der Hände und der Ohren, lässt sich sehr gut mit anderen natürlichen Heilmethoden kombinieren. Sie kann die Wirkung solcher Methoden sinnvoll ergänzen und in den meisten Fällen noch verstärken.

Als besonders wirksam erweisen sich folgende Therapien zur Zusatzbehandlung:

- Alle Behandlungen, die eine Reinigung und Entschlackung des Körpers anstreben, wie etwa Darmreinigungskuren, Heilfasten oder Ausleitungskuren nach Buchinger oder Schroth
- Kneippsche Kuren und alle anderen Therapien, die sich der heilenden Kräfte des Wassers bedienen, wie zum Beispiel der Prießnitz-Wickel
- Homöopathie
- Akupunktur und Akupressur

- Verschiedene Ernährungsformen, etwa Diät nach Bircher-Benner, Waerland oder F. X. Mayr
- Phytotherapie (pflanzliche Arzneimittel)
- Alle anderen Massagen, Chiropraktik, Lymphdrainage und Shiatsu
- Atemtherapie

Der Arzt entscheidet

Die Selbstbehandlung mit Reflexzonenmassage ohne ärztliche Kontrolle darf nur als vorbeugende Maßnahme von gesunden Menschen angewendet werden.

Die Massage der Reflexzonen ist hervorragend dazu geeignet, Beschwerden an bestimmten Organen und Körperteilen zu bessern oder ganz zum Verschwinden zu bringen. Doch als Selbstbehandlung ohne ärztliche Kontrolle ist sie nicht geeignet. Bei bestehenden Beschwerden müssen Sie Ihren Arzt oder Therapeuten konsultieren. Dieser wird Ihnen sagen, ob der selbstständige Einsatz der Reflexzonentherapie in Ihrem Fall sinnvoll ist, und er kann Ihnen auch die erforderlichen Anleitungen dazu geben. Handeln Sie also bei bereits bestehenden Gesundheitsstörungen nicht auf eigene Faust, sondern ziehen Sie zuvor einen Fachmann zu Rate. Scheuen Sie sich nicht, von Ihrem Vorhaben zu sprechen; denn immer mehr Ärzte, auch schulmedizinisch orientierte, öffnen sich dieser Behandlungsmethode.

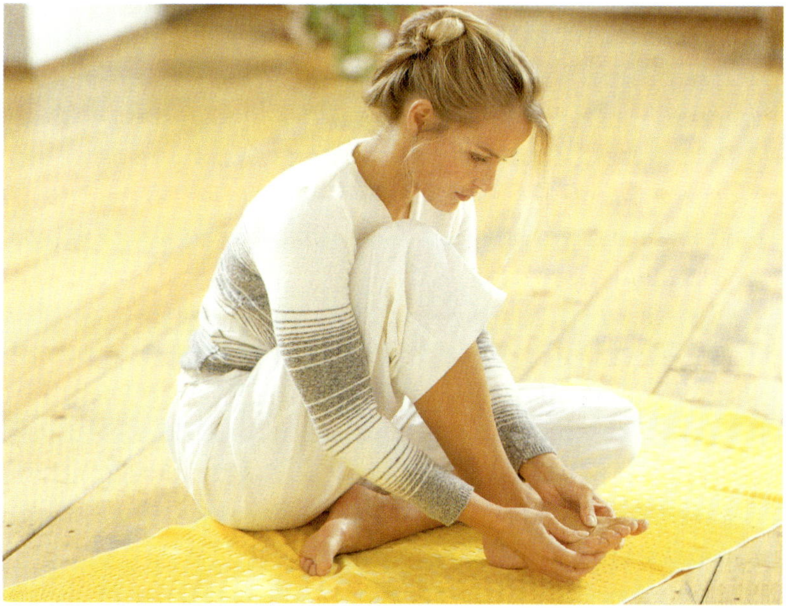

Fußreflexzonenmassage ist auch deshalb so beliebt, weil sie überall und ohne Hilfsmittel angewandt werden kann …

Grenzen der Reflexzonenmassage

Die Massage der Reflexzonen birgt ein umfassendes Heilpotential in sich, hat jedoch auch ihre Grenzen, die sorgfältig beachtet und eingehalten werden müssen. So gibt es bestimmte Grunderkrankungen und akute Gesundheitsstörungen, die ihren Einsatz verbieten.

Reflexzonenmassage ist tabu bei:

- Akuten Entzündungen (z. B. Blasen- oder Nasennebenhöhlenentzündungen)
- Schweren Infektionen
- Beschwerden, die mit hohem Fieber einhergehen
- Akuten grippalen Infekten
- Kolikartigen Beschwerden
- Infektiösen Erkrankungen am Fuß: Fußpilz, Warzen u. a.
- Offenen Geschwüren am Fuß oder Bein
- Krampfadern
- Verletzungen und Wunden am Fuß
- Starken Herz-Kreislauf-Beschwerden
- Entzündungen im Bereich der Venen oder der Lymphgefäße
- Allen Erkrankungen, die eine Operation erfordern
- Risikobeladenen Schwangerschaften
- Starken und wiederkehrenden Depressionen

Vom Umgang mit Energie

Im ersten Kapitel wurde ausgeführt, dass die Massage der Reflexzonen, einerlei ob jene der Füße, der Ohren oder der Hände, eine energetische Behandlung ist, die bei den tiefliegenden Ursachen einer Gesundheitsstörung ansetzt: bei energetischen Ungleichgewichten und Blockaden im Energiefluss. Dies sollten Sie sich beim Behandeln immer wieder bewusst machen – Sie arbeiten an der Mobilisierung der Lebensenergien und der Selbstheilungskräfte, und damit steht Ihnen ein unglaubliches Potential zur Verfügung, das einen verantwortlichen Umgang erfordert.

Wie viele andere naturheilkundliche Therapien basiert auch die Fußreflexzonenmassage zu einem großen Teil auf Energiearbeit. Dessen sollte man sich bei ihrer Anwendung stets bewusst sein.

Obwohl es keine »schlechte« oder »gute« Energie gibt, sondern nur eine fehlgeleitete oder blockierte, kann Energie sich sowohl positiv als auch negativ auswirken. Nicht immer ist eine Aktivierung des Energieflusses die geeignete Methode. Eine solche Aktivierung kann in bestimmten Fällen auch zu unerwünschter übermäßiger Anspannung und Erregung führen. Aus diesem Grund gibt es bei der Reflexzonenmassage eine so genannte aktivierende und eine beruhigende Phase sowie spezielle Techniken, welche anregen, und andere, die beruhigend und dämpfend wirken. Eine komplette Massage besteht aus verschiedenen Phasen, sodass eine extreme Reaktion vermieden wird. Sollten trotzdem Erregungszustände auftreten, können sofort beruhigende Griffe angewendet werden.

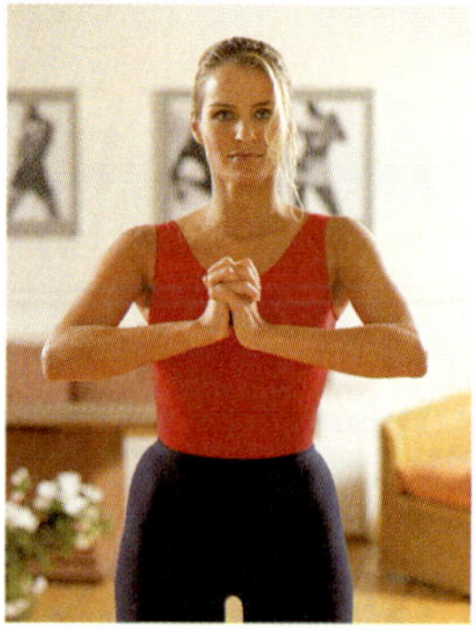

Die Hände vor der Brust falten und dort eine Weile halten – das sammelt die Energie.

Fehlgeleitete Energien neutralisieren

Bei der Massage geben Sie Ihre positiven Energien ab und nehmen zugleich wieder Energien auf. Nun können die aufgenommenen Energien – vor allem im Krankheitsfall – negativer Natur sein. In einigen Fällen spürt man diese Kräfte förmlich: Sehr sensitive Menschen fühlen sich nach einer Massage manchmal leer und ausgelaugt, haben leichte Kopfschmerzen oder verspüren eine vorübergehende Müdigkeit. Wenn die Selbstmassage solche unerwünschte Auswirkungen nach sich zieht, und insbesondere, wenn Sie eine andere Person behandelt haben, sollten Sie die Energien neutralisieren:

Falten Sie beide Hände und halten Sie diese vor sich. Nun atmen Sie mehrere Male hintereinander tief ein und aus. Beim letzten Ausatmen öffnen Sie die Hände und lassen sie rasch nach unten sinken. Schütteln Sie Ihre Hände anschließend kräftig nach unten, und atmen Sie dabei wiederum einige Male tief aus. Danach waschen Sie die Hände erst mit warmem und dann mit kaltem Wasser ab. Nun sollten Sie sich wieder frisch und leicht fühlen.

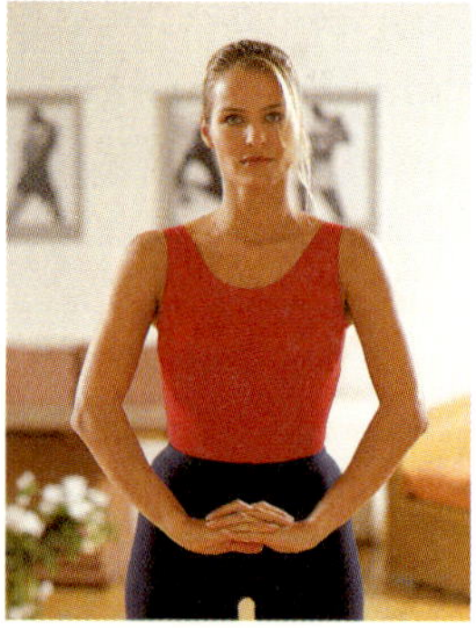

Dann die Hände vor das Becken sinken lassen, dabei jedoch nicht voneinander lösen – das »drückt« die Energie nach unten und vom Körper weg.

Empfehlungen zur Behandlung

Bevor wir uns mit der richtigen Lagerung und Haltung, den Grifftechniken und Massageanleitungen beschäftigen, gibt es noch einige grundlegende Empfehlungen, die Sie zu Ihrem eigenen Wohl und dem des von Ihnen behandelten Partners beherzigen sollten. Nur so kann die Reflexzonenmassage ihre tiefgreifend heilenden und umstimmenden Wirkungen erst richtig entfalten.

Allgemeine Hinweise für die Behandlung

- Führen Sie die Massage stets in einem gut gelüfteten Raum durch, der aber nicht zu kalt sein sollte.
- Tragen Sie bequeme, warme, nicht einengende Kleidung aus natürlichen Materialien. Gürtel und enge Hosenbünde sollten Sie vermeiden.
- Verbiegen Sie Ihre Knie bei der Selbstmassage nicht zu sehr, sonst kommt es zu Blockierungen des Energieflusses. Und genau das wollen Sie ja abbauen.
- Achten Sie immer darauf, dass Ihre Fingernägel, vor allem die Daumennägel, kurz geschnitten sind, damit Sie sich oder Ihrem Partner nicht wehtun. Zu lange Nägel behindern zudem die Massagebewegungen.
- Erwärmen Sie Ihre Hände stets vor der Massage, indem Sie die Handflächen kräftig aneinander reiben.
- Halten Sie bei der Partnerbehandlung Blickkontakt. Nur so können Sie schnell reagieren, wenn sich in der Mimik des Behandelten Wohlgefühl oder Schmerz zeigt.
- Wer möchte, kann bei der Massage leise, entspannende Musik hören. Auch Sprechen während der Partnerbehandlung ist kein Problem und im Gegenteil oft sogar wichtig, um Fragen oder Empfindungen auszutauschen.
- Wenn Sie wenig Zeit haben, sollten Sie auf die Massage verzichten und sie besser verschieben. Zeitdruck behindert die Entspannung und die Harmonisierung des Energieflusses – Sie bringen sich damit um den eigentlichen Sinn und Zweck der Fußreflexzonenmassage.
- Achten Sie darauf, dass Ihre Füße bzw. die des zu behandelnden Partners zu Beginn der Massage warm sind.
- Verwenden Sie zur Massage keine Öle oder Cremes. Dadurch wird der direkte Hautkontakt gestört und Sie gleiten leichter von der Haut ab.
- Nach der Massage empfiehlt sich hingegen das Einreiben der Füße mit pflegenden Hautölen und -cremes.
- Massieren Sie immer sehr behutsam und vorsichtig. Nichts darf wehtun, denn die besten Erfolge erzielt man bei der Fußreflexzonenmassage – wie bei allen anderen Massageformen auch – über Entspannung und Wohlbefinden.

Auch wenn zur Massage der Fußreflexzonen keine weiteren Hilfsmittel und größere Vorbereitungen erforderlich sind, gibt es einige Punkte, die bei ihrer Durchführung im Dienste einer guten Wirksamkeit beachtet werden sollten.

Wie oft und wie lange massieren?

Die vorbeugende Selbstmassage aller Reflexzonen am Fuß – das Grundprogramm auf Seite 84 bis 101 – können und sollten Sie mindestens einmal wöchentlich durchführen. Wie bei einem regelmäßigen Saunabesuch können Sie so für die Erhaltung Ihres Wohlbefindens sorgen und kommen in den vollen Genuss der gesundheitserhaltenden Wirkungen der Fußreflexzonenmassage.

Falls Sie eine akute Gesundheitsstörung behandeln möchten, massieren Sie anfangs täglich, später im Abstand von drei bis vier Tagen – ansonsten richten Sie sich nach den Angaben bei der betreffenden Beschwerde. Chronische, schon lange bestehende Beschwerden müssen über einen längeren Zeitraum behandelt werden, wobei die Massagen aber in größeren Abständen stattfinden: ein- bis zweimal wöchentlich, mehrere Wochen lang.

Die komplette Behandlung aller Zonen dauert 50 bis 60 Minuten. Werden nur ausgewählte Bereiche zu einem bestimmten Zweck massiert, sollten Sie etwa 20 bis 30 Minuten einplanen.

Die Dauer der Behandlung richtet sich natürlich nach Intensität und Ausmaß der zu behandelnden Störung. Dazu kommt, dass jeder Mensch verschieden schnell und unterschiedlich stark auf die Stimulation der Reflexzonen reagiert – allgemeingültige Angaben darüber, wie lange Sie massieren sollten, lassen sich demgemäß kaum machen. Ganz generell sollten Sie jedoch für eine vollständige Grundbehandlung aller Reflexzonen am Fuß, wie Sie ab Seite 84 vorgestellt ist, etwa eine Stunde Zeit einplanen. Massieren Sie viel länger, besteht die Gefahr einer Überreizung der Zonen, bei sehr viel kürzerer Behandlungszeit hingegen sind die Reize oft nicht ausreichend, um ihre volle Wirkung zu entfalten.

Verwendung von Massageölen

Anders als bei anderen Massagetechniken werden bei der Reflexzonenmassage keine Massageöle verwendet – sie erweisen sich als überflüssig und können die Wirkung im Gegenteil sogar behindern, denn auf einer eingeölten Haut geraten die massierenden Finger nur allzu leicht ins Rutschen. Erst nach der Beendigung der Massage sollten Sie Ihre Füße mit einem qualitativ hochwertigen, durchblutungsfördernden Hautöl oder einer Salbe verwöhnen.

Achten Sie dabei darauf, dass die Pflegemittel, die Sie verwenden, vollkommen frei von chemischen Zusatzstoffen sowie Konservierungsmitteln sind und ausschließlich aus pflanzlichen Wirkstoffen bestehen. Sehr gut sind reine Pflanzenöle wie hochwertiges Mandel- oder Olivenöl beziehungsweise Salbengrundlagen, die Sie pur verwenden oder nach erwünschter Wirkung mit ätherischen Ölen oder Kräuterzusätzen mischen. Für einen beruhigenden Effekt nach der Massage empfehlen sich beispielsweise ätherisches Lavendel- oder Kamillenöl, zur Anregung sollten Sie dagegen auf Orangen- oder Bergamotteöl zurückgreifen. Anregungen zum Einsatz ätherischer Öle bietet die umfangreiche Literatur zur Aromatherapie. Vor der Massage sollten Sie auch auf Fußpuder oder -sprays verzichten.

Die Wirkungen der Fußreflexzonenmassage lassen sich sehr gut mit denen der Aromatherapie unterstützen und ergänzen.

Eigenbehandlung oder Partnermassage?

Wenn Sie die Fußreflexzonenbehandlung gemeinsam mit einem Partner anwenden, haben Sie natürlich den Vorteil, dass Sie sich vollkommen gelöst den angenehmen Wirkungen der Massage hingeben können. Bei der Selbstbehandlung ist dies nicht so einfach möglich, wodurch die heilsamen Wirkungen der Fußreflexzonenmassage jedoch nicht geschmälert werden – mit ein wenig Erfahrung lernen Sie, wie Sie sich bei der Massage der eigenen Füße ebenfalls gut entspannen können.

Denn die Selbstmassage birgt einen immensen Vorzug: Sie können sie jederzeit anwenden, wann immer Sie das Bedürfnis dazu haben; zudem verbessert sie das Körpergefühl. Wichtige Voraussetzungen sind Gelenkigkeit und Beweglichkeit: Sie müssen in der Lage sein, Ihre Beine ohne Anstrengung und Verspannungen so weit anzuwinkeln und Ihren Fuß so weit an den Körper heranzuziehen, dass Sie massieren können.

Versuchen Sie, mindestens einmal im Monat in den Genuss einer Partnerbehandlung zu kommen; denn bei permanenter Eigenbehandlung können unter Umständen gestörte Energien nicht abfließen.

Die richtige Position bei der Partnermassage

Wenn Sie einen Partner behandeln möchten, legt dieser sich auf den Rücken, idealerweise auf eine Massageliege. Falls eine solche nicht vorhanden ist, eignet sich auch ein höheres Bett oder ein Liegesessel. Die Knie sollten nicht herunterhängen oder durchgedrückt sein – legen Sie am besten eine Nackenrolle oder ein zusammengerolltes Handtuch unter die Kniekehlen.

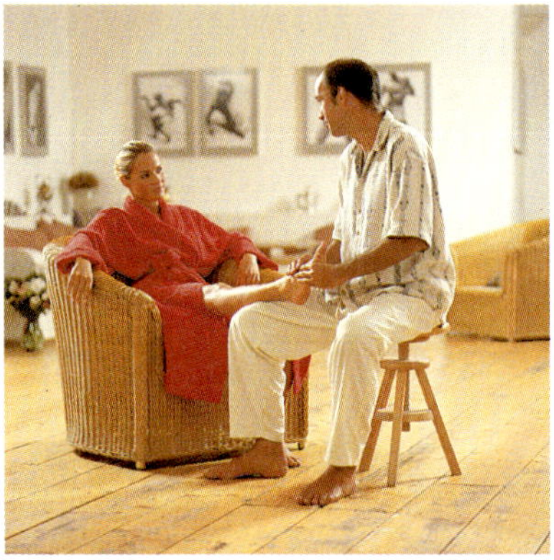

Bei der Partnermassage legen Sie den zu behandelnden Fuß entweder auf einen Hocker oder einfach auf dem Knie des Massierenden ab.

Es ist auch möglich, im Sitzen zu massieren. Am besten eignet sich hierzu ein bequemer Lese- oder Fernsehsessel mit verstellbarer Rückenlehne. Findet sich darüber hinaus noch ein Hocker, auf dem Ihr Partner seine Füße auflegen kann, sind die Voraussetzungen perfekt.

Haltung bei der Selbstmassage

Massieren Sie bei der Selbstbehandlung noch langsamer als bei der Partnermassage, denn bei der Arbeit an sich selbst ermüdet man rascher.

Anders als bei der Partnerbehandlung kann die Massage der eigenen Fußreflexzonen nicht im Liegen erfolgen. Im Grunde ist es jedem selbst überlassen, in welcher Körperhaltung er seine Reflexzonen am besten massiert – hier jedoch eine Methode, die sich als äußerst bequem erwiesen hat und Verspannungen entgegenwirkt:

Setzen Sie sich auf einen bequemen Stuhl mit gerader Rückenlehne. Der Stuhl sollte keine Armlehnen haben, um Sie nicht beim Massieren zu behindern. Lehnen Sie sich ein wenig zurück. Dann spreizen Sie Ihre beiden Beine etwas auseinander und winkeln Ihr rechtes Bein so ab, dass der rechte Fuß auf dem linken Oberschenkel zu liegen kommt. Ziehen Sie den Fuß mit beiden Händen an Ihren Körper heran – jedoch nur so weit, wie es Ihnen ohne Anstrengungen und vor allem ohne Anspannung möglich ist. Lassen Sie den Fuß passiv und bequem liegen und behandeln Sie ihn dann wie gewünscht.

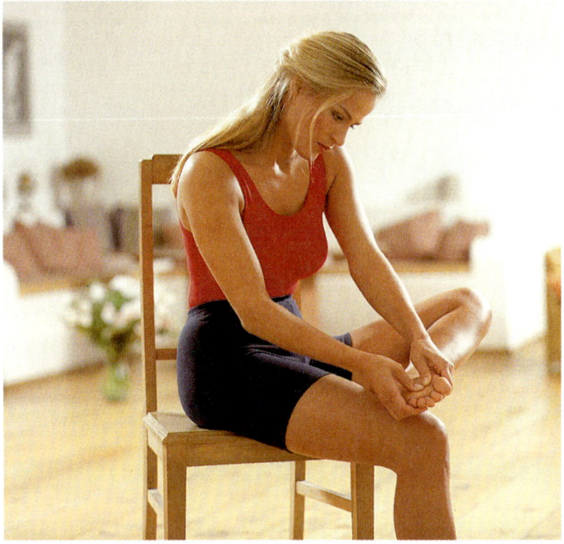

Am einfachsten lässt sich die Selbstmassage auf einem Stuhl durchführen.

Wer gelenkig genug ist, kann sich auch im Schneidersitz massieren. Dazu setzen Sie sich im Schneidersitz auf einen weichen Teppich oder eine Decke auf den Boden und ziehen den zu behandelnden Fuß möglichst nahe an Ihren Körper heran.

Lockerung der Füße

Vor jeder Massage sollten Sie die Füße lockern – bei absolutem Zeitmangel können Sie darauf auch verzichten, dies sollte jedoch nicht zur Regel werden. Planen Sie die Lockerung grundsätzlich zeitlich mit ein, denn sie stimmt Sie auf die anschließende Massage ein und stellt bereits einen ersten kleinen Teil der Behandlung dar. Mit folgenden fünf Schritten lockern Sie einen Fuß nach dem anderen.

Die Übungen zur Lockerung der Füße stimmen mental auf den nun beginnenden Heilungsprozess ein, der den gesamten Organismus umfasst.

Ausstreichen

Streichen Sie mit beiden Händen zugleich von der Ferse nach vorne zu den Zehenspitzen, über Fußsohle und Fußrücken. Daran anschließend streichen Sie – ebenfalls mit beiden Händen – seitlich am Fuß entlang von der Ferse aus nach vorne; die Daumen liegen dabei auf dem Fußrücken, die restlichen Finger an der Fußsohle.

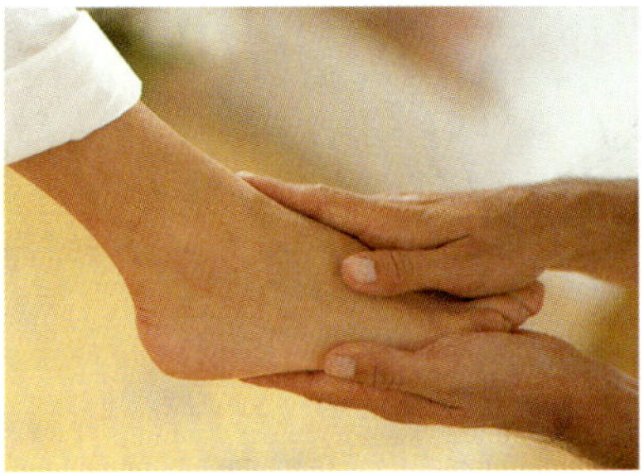

Das Ausstreichen der Füße – stets zu den Zehen hin – ist ein überaus wichtiger Bestandteil der Fußreflexzonenmassage.

Schieben

Nun versuchen Sie, die einzelnen Mittelfußknochen – sie befinden sich deutlich spürbar gleich unterhalb der Zehen – gegeneinander ein wenig zu verschieben und auf diese Weise zu lockern. Dazu setzen Sie mit der einen Hand auf der linken, und mit der anderen Hand auf der rechten Seite des Fußes an; die Fingerspitzen liegen dabei oben auf dem Fußrücken, die beiden Daumen an der Fußsohle. Beginnen Sie dann durch eine sanfte, gegenläufige senkrechte Bewegung die Mittelfußknochen zu verschieben: Zuerst schiebt die linke Hand nach oben und die rechte Hand nach unten, dann schiebt die linke Hand nach unten und die rechte nach oben. So behandeln Sie nacheinander jeden Mittelfußknochen.

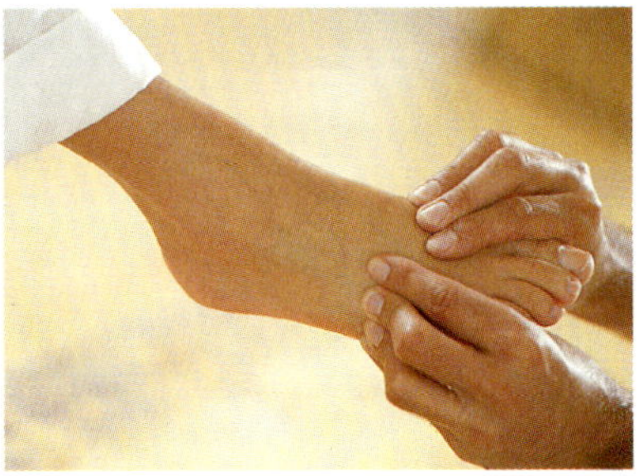

Das »Schieben« entfaltet sehr wohltuende Wirkungen auf den ganzen Körper, nicht nur auf die Füße.

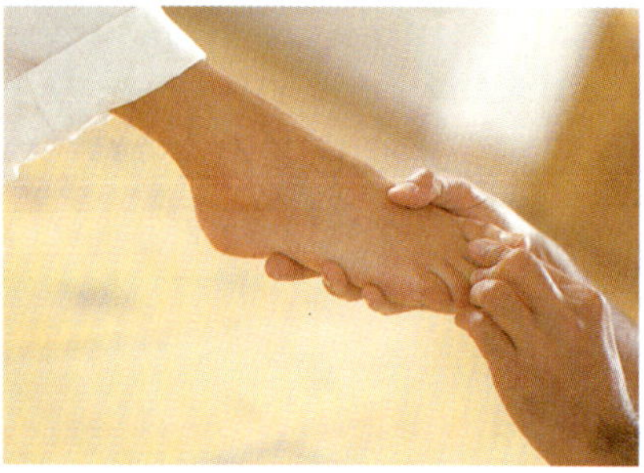

Manchem ist das Zehenziehen eine allzu kitzelige Angelegenheit – wer es gar nicht aushält, kann darauf auch verzichten.

Zehenziehen
Umfassen Sie die einzelnen Zehen am Grundgelenk und streichen sie in Richtung zur Zehenspitze aus.

Kreisen
Danach fassen Sie jede einzelne Zehe jeweils an der Zehenspitze und führen mit ihr kreisende Bewegungen aus – abwechselnd einmal im und einmal gegen den Uhrzeigersinn.

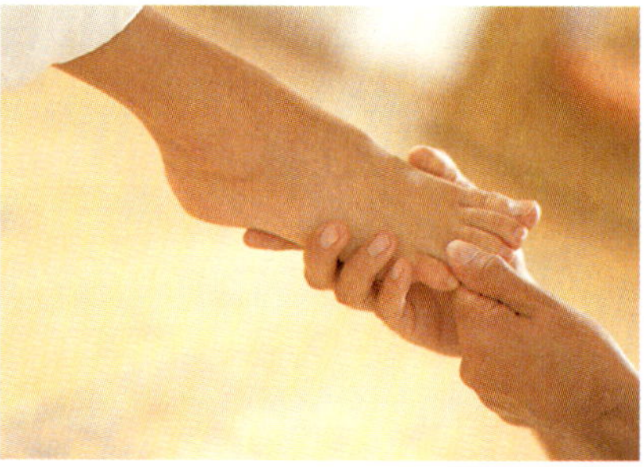

Beim Zehenkreisen sollte stets sehr behutsam und vorsichtig vorgegangen werden.

Ausstreichen
Zum Abschluss streichen Sie den Fuß noch einmal wie zu Beginn an Rücken und Sohle sowie an den Seiten mehrmals aus.

Die Grundtechniken

Die folgenden Erläuterungen der Grifftechniken gelten sowohl für die Selbst- als auch für die Partnerbehandlung.

Alles, was Sie zur Massage der Reflexzonen benötigen, sind Ihre Hände. Nun ist das nicht nur einfach und sehr praktisch, es birgt auch eine große Symbolik in sich, denn die Hände sind Ausdruck für Geben, Zuwendung, Austausch und Emotion. Dem sollte der Massagegriff entsprechen: Er darf niemals zu fest und zu tief, zu schnell oder zu oberflächlich sein, sondern einfühlsam, fließend, belebend oder beruhigend.

Der richtige Griff

In der Fußreflexzonenmassage gibt es eine Vielzahl verschiedender Griffarten, doch vor allen anderen sollten Sie sich zunächst die vier Grundgriffe aneignen: Daumengriff, Zeigefingergriff, Sedierungsgriff und Zangengriff. Es ist wesentlich sinnvoller – vor allem als Anfänger – die einfachen Griffe intensiv zu üben und gut auszuführen, als gleich mit ausgefalleneren »Kunstkniffen« zu experimentieren.

Wie bei allen manuell ausgeführten Therapien gilt auch bei der Fußreflexzonenmassage, dass vor jeder technischen Feinfertigkeit das Einfühlungsvermögen und die Sensitivität stehen. Eine aufgrund kniffliger Handhaltungen nur oberflächlich durchgeführte Massage entfaltet kaum wohltuende Wirkungen, sie kann sogar ins Gegenteil umschlagen. Denn jede Arbeit an den Reflexzonen zeitigt Resultate, und diese können auch weniger positiv ausfallen.

Lassen Sie sich also Zeit, und üben Sie zunächst ausgiebig die vier Grundgriffe, die im Folgenden beschrieben werden. Die Griffe sind relativ leicht zu lernen, und je mehr Übung Sie haben, umso besser wird die Wirkung sein. Wie Sie sehen werden, können Sie mit diesen Grundgriffen sämtliche Fußreflexzonen behandeln.

Wie bereits erwähnt, beeinflussen Sie bei der Massage der Reflexzonen die Körperenergien. Um damit gute Effekte zu erzielen, sollten Sie sich besser nur auf die vier Grundgriffe konzentrieren und zunächst auf andere Techniken verzichten.

Goldene Regeln

- Bei der Massage der Fußreflexzonen haben stets beide Hände zu tun: Die eine stützt, während die andere massiert. Wichtig ist hier auch ein lockerer Fuß; er sollte weich und beweglich in der stützenden Hand liegen.
- Während der gesamten Behandlung sollten die massierenden Finger locker und beweglich bleiben; die Finger sollten nicht durchgedrückt werden, sondern stets leicht gekrümmt sein, um eine unnötige Belastung der Fingergelenke zu vermeiden.
- Winkeln Sie die Finger jedoch auch nicht vollkommen ab, denn sonst wird die Massage nicht weich und entspannend.
- Zum Massieren tastet sich die Fingerkuppe vorsichtig in das Fußgewebe vor und gleitet wieder zurück – vergleichbar den Bewegungen einer kleinen Raupe.
- Der Druck sollte nicht direkt aus den Fingern selbst, sondern aus der gesamten Hand kommen.
- Versuchen Sie, die Schultermuskulatur beim Massieren möglichst entspannt zu lassen, und massieren Sie mehr über Gewicht als über reine Muskelkraft. Das ermöglicht eine sanfte und einfühlsame Arbeit an den Reflexzonen.
- Nachdem Sie die Massage einer Zone beendet haben, sollten Sie die Füße ausstreichen.

Daumengriff

Für die Massage der Reflexzonen ist der Daumen der wichtigste Akteur, da er der beweglichste und zugleich kräftigste von allen Fingern ist. Man bedient sich der Daumenkuppen sowie der Außenseiten des ersten Daumengliedes.

Achten Sie besonders bei der Massage mit dem Daumen darauf, diesen nicht zu weit abzuwinkeln, da Sie sonst den Daumennagel in die Haut drücken könnten.

Wichtig bei der Daumentechnik ist, dass Sie die Haut an der behandelten Reflexzone nicht verschieben, sondern mit senkrechtem Druck arbeiten, der tief in das Gewebe hineingehen sollte. Dabei können Sie mit der freien Hand, der Stützhand (siehe Seite 37), ein wenig Druck gegen den behandelnden Daumen ausüben, um diesen so zu festigen. Darüber hinaus empfiehlt es sich, mit beiden Daumen abwechselnd zu arbeiten. Zum einen geht Ihnen damit die anfangs meist noch gewöhnungsbedürftige Grifftechnik beidhändig in Fleisch und Blut über, zum anderen lässt sich durch den wechselseitigen Einsatz beider Daumen eine einseitige Überbeanspruchung vermeiden.

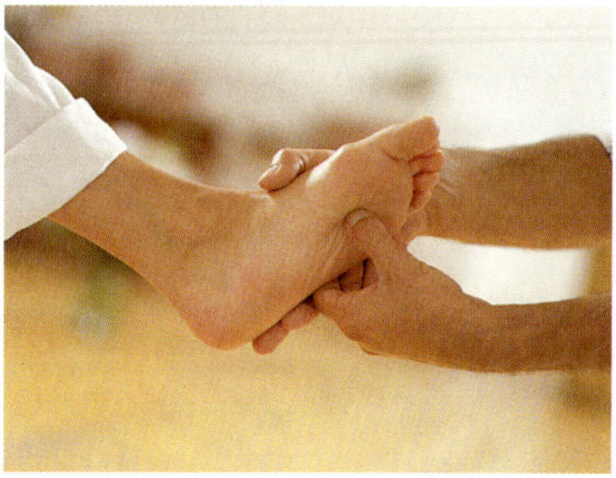

Sedierungsgriff

Der Sedierungsgriff kann mit Daumen oder Zeigefinger ausgeführt werden. Es ist der beste Griff zur Soforthilfe bei allen akuten Beschwerden, die starke Schmerzen bereiten, wie beispielsweise Zahnschmerzen, Ischias oder Kopfschmerzen.

Drücken Sie zur Bekämpfung von Schmerzen die Daumen- oder Zeigefingerkuppe kräftig und mit konstanten Druck für ein bis zwei Minuten auf die gestörte Reflexzone. Durch die beruhigende und dämpfende Wirkung dieser Grifftechnik bessern sich die Beschwerden äußerst rasch und die Schmerzen lassen spürbar nach. Dennoch sollten Sie diesen Griff nur zur momentanen Linderung anwenden und den Ursachen Ihrer Schmerzen auf den Grund gehen – der Sedierungsgriff ersetzt keine eventuell erforderliche ärztliche Behandlung.

Der Sedierungsgriff kommt auch zum Einsatz, wenn der Massierte während der Behandlung einer Zone mit Schmerzen reagiert. Dies weist darauf hin, dass die Zone blockiert und dadurch besonders empfindlich ist.

Zeigefingergriff

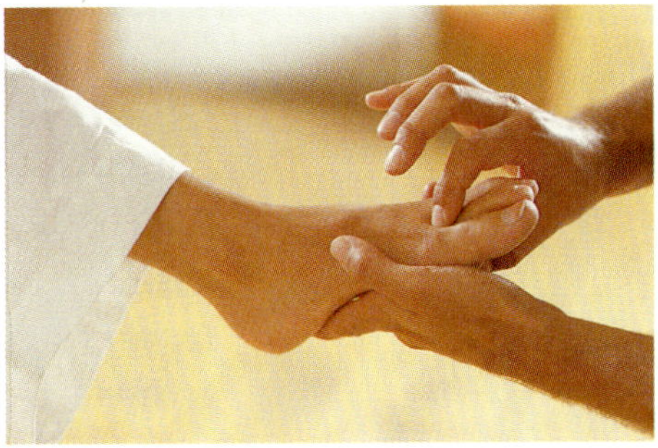

Der Zeigefingergriff funktioniert genau so wie der Daumengriff, und Sie arbeiten ebenfalls entweder mit der Fingerkuppe oder mit den Außenseiten des ersten Zeigefingerglieds. Mit dem Zeigefinger wird an den Füßen jedoch wesentlich seltener massiert als mit dem Daumen. Er spielt nur dann eine Rolle, wenn Zonen massiert werden, die für den dickeren Daumen nicht zugänglich sind, z. B. die Reflexzonen in der Ohrmuschel.

Der Zeigefingergriff kommt auch bei der Massage der Ohrreflexzonen zur Anwendung.

Zangengriff

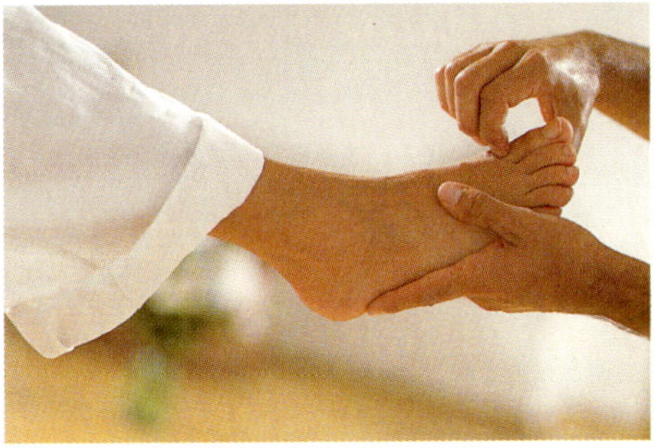

Bei dieser Technik kommen Daumen und Zeigefinger gleichzeitig zum Zug: Bilden Sie mit Daumen und Zeigefinger eine Art Zange, indem Sie die Kuppen auf der Vorder- und auf der Rückseite der zu massierenden Stelle aufsetzen. So besteht die Möglichkeit, eine Reflexzone von beiden Seiten beziehungsweise zwei Zonen zugleich zu behandeln.

Der Zangengriff eignet sich zur Massage der Reflexzonen zwischen und an den Zehen und an den Außenseiten der Füße. Insbesondere wird er zur Behandlung der Reflexzonen an den äußeren Bereichen der Ohrmuschel eingesetzt (siehe Seite 104).

Auch der Zangengriff findet häufig an den Ohrzonen Einsatz.

Die Stützhand

Mit der Stützhand wird der Fuß festgehalten bzw. abgestützt, damit er sich nicht bewegt, während er mit der anderen Hand massiert wird. In den Anleitungen zur Massage ist teilweise angegeben, in welcher Weise die Stützhand den Fuß hält. Ansonsten gilt, dass die Stützhand den Bereich, der gerade behandelt wird, von der anderen Seite her unterstützt, und damit auch einen leichten Gegendruck ausübt. Wird der Fuß zum Beispiel an der Sohle massiert, liegt die Stützhand auf der Oberseite, wird die Fußinnenseite massiert, hält die andere Hand an der Fußaußenseite dagegen.

Lassen Sie sich Zeit beim Einüben einer Grifftechnik – das für Sie stimmige Tempo, die passende Druckintensität und der richtige Rhythmus ergeben sich nach einer gewissen Zeit von selbst.

Die Massagetechnik

Mit den beschriebenen Griffen können Sie schon die drei wichtigsten Massagetechniken ausführen: Aktivieren, Stabilisieren und Beruhigen bzw. Sedieren. Zum Aktivieren und Stabilisieren mit dem Daumen oder Zeigefinger wechselt man zwischen Entspannung und Spannung, zwischen aktiver und passiver Phase. Das Sedieren erfolgt durch anhaltenden kräftigen Druck auf die Reflexzone.

Aktivieren

Ebenso wie bei der Akupressur, dem chinesischen Ursprung der Reflexzonenmassage, existiert auch hier eine Bipolariät zwischen Anspannung und Entspannung.

Um dem Wechsel zwischen Spannung und Entspannung gerecht zu werden, gibt es eine aktive und eine passive Phase in den Bewegungen bei der Reflexzonenmassage. Beginnen Sie mit der aktiven Phase, indem Sie mit dem Daumen oder Zeigefinger einen langsam zunehmenden Druck auf die zu behandelnde Reflexzone ausüben – der Druck sollte sanft und vorsichtig in das Gewebe eindringen. Nach einigen Sekunden lassen Sie den Druck wieder schwächer werden, bis der massierende Daumen oder Zeigefinger durch Nachlassen der Spannung in seine ursprüngliche Lage zurückgleitet und wieder entspannt auf der jeweiligen Reflexzone aufliegt. Während dieser passiven Phase bewegt sich die massierende Hand ein klein wenig vorwärts.

Somit ergibt sich eine fließende wellenförmige Abfolge zwischen Drücken und Lösen, während die Hand sich an der Reflexzone entlang bewegt. Dabei sollte Ihre Hand stets locker bleiben und der Kontakt der Hand zum Fuß nie unterbrochen werden; denn dieser gleichmäßige Bewegungsrhythmus ist von großer Bedeutung für die Harmonisierung der Energien.

Das Aktivieren erfolgt durch einen relativ schnellen Wechsel zwischen aktiver und passiver Phase und durch einen intensiven und kräftigen Druck.

Stabilisieren

Zum Stabilisieren wird ebenfalls mit dem Daumen oder Zeigefinger eine wellenförmige Bewegung ausgeführt – im Wechsel zwischen passiver und aktiver Phase, zwischen Drücken und Loslassen. Der Wechsel erfolgt jedoch etwas langsamer als beim Aktivieren, und der ausgeübte Druck ist nicht ganz so kräftig.

Zusätzlich kann man hier mit dem Finger auf der behandelten Zone ein wenig vibrieren. Dies verstärkt die stabilisierende Wirkung.

Beruhigen und Sedieren

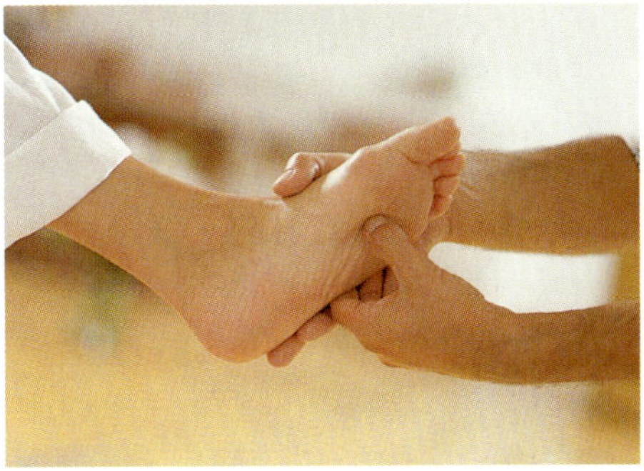

Der Sedierungsgriff dient vor allem der Linderung von Schmerzen.

Zum Beruhigen wird meist der schon beschriebende Sedierungsgriff (siehe Seite 36) angewandt. Hierbei erfolgt kein Wechsel zwischen aktiver und passiver Phase, sondern es wird ein gleichbleibender kräftiger Druck auf die Reflexzone ausgeübt.

Eingesetzt wird dieser Griff vor allem bei einfachen, akuten Alltagsbeschwerden wie Nackenverspannungen oder leichten Kopfschmerzen. In seltenen Fällen können während der Massage auch Schmerzen und Befindlichkeitsstörungen auftreten, dann kommt der sedierende Arbeitsgriff ebenfalls zum Zug. Sie verweilen so lange auf der schmerzenden Reflexzone, bis der Schmerz verschwunden ist. Sie oder Ihr Partner sollten dann nur noch den Druck des Daumens spüren.

Für eine beruhigende Massage kann man auch einfach noch langsamer als beim Stabilisieren zwischen Drücken und Loslassen wechseln und nur sanften und zarten Druck auf die massierte Zone ausüben.

Der Sedierungsgriff kann auch sehr gut zwischendurch – am Arbeitsplatz oder unterwegs – angewandt werden, um akute Schmerzen rasch und nachhaltig zu lindern.

Ausstreichen

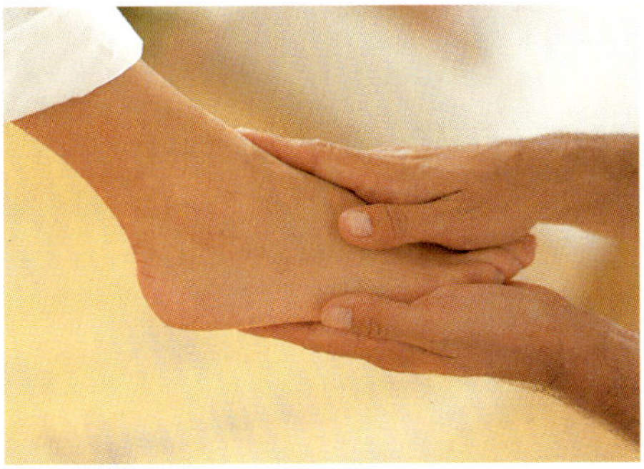

Unverzichtbar und entspannend – das einleitende und abschließende Ausstreichen.

Das Ausstreichen der Füße dient zur Entspannung. Man kann den Fuß jeweils nach der Massage eines Zonenbereichs kurz ausstreichen, aber auf alle Fälle sollte nach Beendigung der Massage an einem Fuß dieser ausgestrichen werden, bevor man zum anderen Fuß wechselt (siehe Seite 33).

NOTABENE

Gepflegt gesund zu Fuß

Obschon die Füße uns im wahrsten Sinne des Wortes zeitlebens durch unser Leben tragen und uns über die Bewegung unser tägliches Handeln ermöglichen, werden sie in der Regel höchst stiefmütterlich behandelt und stark vernachlässigt. Eine regelmäßige und richtig durchgeführte Fußpflege ist jedoch für die Massage der Reflexzonen unabdingbar: Sind bestimmte Zonen beispielsweise von millimeterdicken Hornhautschichten bedeckt, kann Ihre Massage nur die halbe Wirkung entfalten.

➤ 1. Nagellack entfernen

Sind Ihre Fußnägel lackiert, entfernen Sie als Erstes den Lack mit Nagellackentferner; er sollte pflegende Substanzen enthalten. Falls die Nägel darunter gelb verfärbt sind, tragen Sie das nächste Mal unter dem Farblack eine Schicht Klarlack oder Nagelhärter auf.

➤ 2. Fußbad

Weichen Sie Ihre Füße 5–10 Minuten im warmen Wasser ein. Setzen Sie sich dazu bequem auf einen Stuhl, und stellen Sie die Füße in eine kleine Wanne. Den Badezusatz wählen Sie nach Ihrem indivuellen Hauttyp; von Vorteil ist in jedem Fall ein rückfettendes Ölbad mit beruhigenden oder belebenden Heilkräuteressenzen. Es gibt sie fix und fertig zu kaufen.

➤ 3. Hornhaut entfernen

Trocknen Sie dann Ihre Füße mit einem Handtuch gut ab, und rubbeln Sie anschließend mit dem Bimsstein oder dem Hornhautschaber die Hornhaut an Ferse und Ballen ab. Den Bimsstein feuchten Sie vor der Anwendung etwas an. Duschen Sie Ihre Füße danach ab, und kneten Sie sie gut durch.

Utensilien für die Fußpflege zu Hause

- Badezusatz
- Nagellackentferner
- Wattepads
- Nagelzange oder Nagelschere
- Hautzange
- Sandfeile
- Bimsstein
- Hornhautschaber
- Rosenholzstäbchen
- Frotteehandtuch
- Körperöl oder fetthaltige Creme

➤ 4. Nagelpflege

Die durch das Bad aufgeweichte Nagelhaut schieben Sie sanft mit dem Rosenholzstäbchen zurück. Überstehende Hautreste entfernen Sie vorsichtig mit der

Schere. Schneiden Sie die Nagelhaut nie ab, denn sie schützt das Nagelbett vor dem Eindringen von Krankheitserregern und so vor Infektionen.

Die Zehennägel selbst kürzen Sie wo nötig mit Schere oder Zange. Schneiden Sie die Nägel immer ganz gerade ab, und feilen Sie die Ecken an den Rändern leicht rund. So vermeiden Sie ein Einwachsen der Nägel. Ist der Nagel dennoch nach innen gekrümmt, polieren Sie ihn mit der Feile oberhalb der Nagelhaut glatt. So wird der Nagel beim weiteren Wachsen flacher und sticht nicht mehr in die Haut.

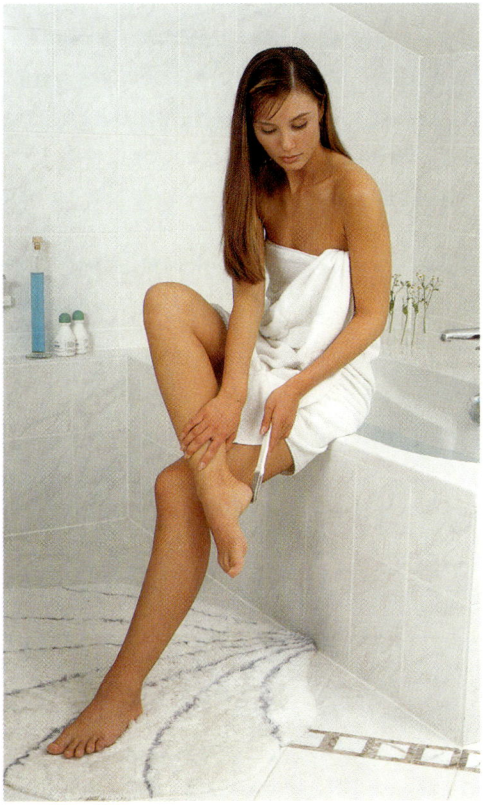

5. Füße massieren und eincremen

Zum Abschluß der Fußbehandlung das Entspannendste: Setzen Sie sich bequem auf den Boden und nehmen Sie jeweils einen Fuß in die Hand. Geben Sie Körperöl (oder auch Oliven-, Mandel- oder Johanniskrautöl) beziehungsweise eine fetthaltige Creme in die andere Hand. Arbeiten Sie das Pflegemittel mit kräftigen Strichen in Fußrücken und Fußsohle ein.

Ziehen Sie eine Zehe nach der anderen sanft lang, vergessen Sie dabei die Zehenzwischenräume nicht. Klopfen Sie zum Abschluß mit der Faustkante leicht auf die Fußsohlen.

6. Wer möchte: Nägel lackieren

Stecken Sie vor dem Lackieren zusammengerollte Papiertüchlein oder Wattepads zwischen die Zehen. So wird das Auftragen erleichtert, und der Lack verwischt nicht. Tragen Sie erst Unterlack als Nagelschutz auf, dann ein- bis zweimal nach dem Antrocknen mit Farblack überlackieren. Gut trocknen lassen, ehe Sie in Schuhe und Strümpfe schlüpfen.

Füße sollten außer regelmäßig gepflegt auch kontrolliert werden. So lässt sich feststellen, ob sich, bedingt durch falsches Schuhwerk oder mangelhaftes Fußtraining, Hühneraugen und übermäßige Hornhautbildung, Fußpilz oder sogar Fehlhaltungen und Verformungen eingeschlichen haben.

Die Füße: Abbild des Körpers

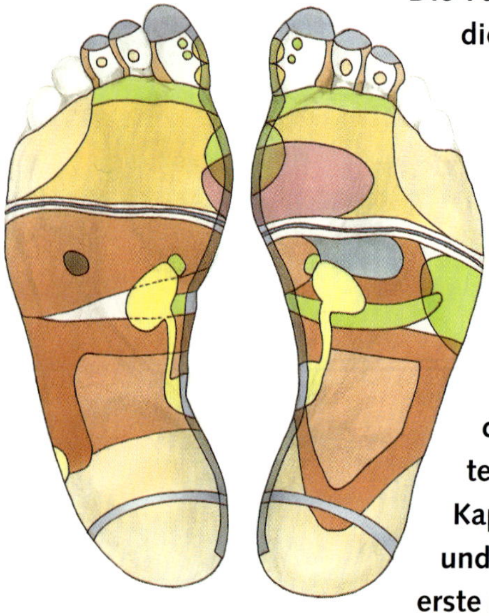

Reflexzonen finden sich nicht nur auf den Fußsohlen, sondern auch auf den Fußrücken, den Fußkanten und bis hoch zu den Fußknöcheln.

Die Fußreflexzonenmassage basiert auf der Vorstellung, dass die Füße den gesamten Körper und alle seine Organe verkleinert widerspiegeln. Den verschiedenen Körperteilen und Organen entsprechen ganz bestimmte Zonen an den Fußsohlen, an den Fußinnen- und -außenseiten sowie auf den Fußrücken. Die Füße sind gewissermaßen eine »Landkarte« unseres gesamten Organismus, in der die Körperteile und Organe entsprechend ihrer Lage im Körper eingetragen sind.

Wie genau die Füße den Körper widerspiegeln und wo die den einzelnen Körperteilen und Organen zugeordneten Zonen liegen, erfahren Sie in dem nun folgenden Kapitel. Daneben finden Sie Informationen zu Anatomie und Funktion der einzelnen Organe und Körperbereiche und erste Hinweise darauf, welche Beschwerden durch die Reflexzonenmassage gelindert werden können.

Fußreflexzonen und ihr Bezug zu den Organen

Durch das Massieren der Reflexzonen an den Füßen können die zugehörigen inneren Organe und Körperteile reflektorisch beeinflusst werden. Dies hat auch eine wichtige diagnostische Bedeutung, denn Druckschmerzen in bestimmten Zonen können auf Störungen und Krankheiten der entsprechenden Körperbereiche und Organe hindeuten.

Die Zonentheorie

Die Theorie über die Einteilung des Körpers in Zonen bildet die Grundlage der Reflexzonenmassage und ist bei weitem nicht so theoretisch, wie man zunächst vielleicht meinen möchte. Das Anliegen dieser von Dr. William Fitzgerald entwickelten Theorie ist ganz einfach: Sie legt dar, wie eine Partie des Körpers mit einer anderen korrespondiert. Denn wie der amerikanische Arzt herausgefunden hatte, kann Druck auf bestimmte Stellen des Körpers in den zugeordneten Bereichen Reaktionen bewirken. Durch die »scheibchenweise« Einteilung des Körpers in Zonen ergibt sich ein System, mittels dem die verschiedenen Körperbereiche miteinander in Beziehung gesetzt werden können.

Der US-Mediziner Dr. William Fitzgerald gilt dank seiner grundlegenden Erkenntnisse über die Zusammenhänge zwischen Reflexzonen und deren gezielter Beeinflussung durch Druck als Wegbereiter dieser Therapie.

Pars pro toto: der Teil für das Ganze

Im Mittelpunkt der Zonentheorie steht die Tatsache, dass Druck auf eine x-beliebige Stelle einer Zone diese in ihrer Gesamtheit beeinflusst. Dies ist auch die Basis der Fußreflexzonenmassage, denn die Füße sind nicht nur funktionelle Leitstellen zu allen anderen Zonen, sondern ein direktes Abbild des Körpers selbst.

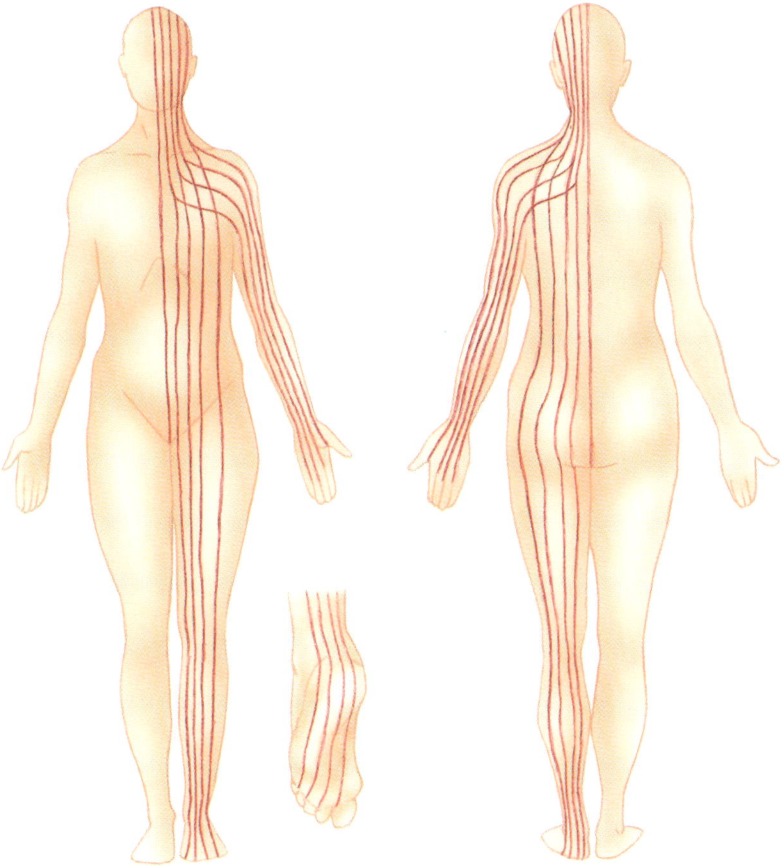

Alle Längszonen des Körpers finden sich, in verkleinerter Ausgabe, am Fuß wieder.

Einteilung und Lage der Zonen

Die Längszonen

Zunächst wird der Körper in zehn gleichmäßige Längszonen unterteilt, die vom Kopf bis zu den Zehen und von den Schultern bis zu den Fingerspitzen verlaufen. Dementsprechend unterteilt man die Fußsohle, welche den halben Körper repräsentiert, in fünf senkrechte Streifen. Jeder Finger und jede Zehe fallen in die gleiche Zone – so gehört beispielsweise der kleine Finger der rechten Hand der gleichen Zone an wie die kleine Zehe des rechten Fußes.

Die Längs- und Querzonen ergeben gemeinsam mit den Orientierungslinien ein Koordinatensystem, das den gesamten Körper überzieht. In verkleinerter Form findet sich dieses auch an den Füßen wieder.

Indem die Fußsohlen und -rücken in zehn Zonen unterteilt sind, lassen sich die Körperteile und Organe entsprechend ihrer senkrechten Lage im Körper orten: So entspricht zum Beispiel jeder der beiden großen Zehen einer Kopfhälfte, und die Leberzone findet sich am rechten Fuß, da die Leber rechts im Körper liegt. Der rechte Fuß repräsentiert die rechte Körperhälfte und der linke Fuß die linke Körperhälfte. Wenn man die beiden Füße nebeneinanderstellt, erhält man die Kontur des Körpers: Die beiden großen Zehen bilden den Kopf, und die Außenseiten der Füße reflektieren die Außenseiten des Körpers, wie etwa Schultern, Knie und Hüften.

Die Orientierungslinien

Sie unterteilen den Körper, beziehungsweise sein Abbild am Fuß, in folgende Abschnitte:

- Kopf- und Schulterbereich mit Hals und Nacken (Schulterlinie)
- Brustraum und oberer Bauch mit allen darin liegenden Organen sowie die Oberarme bis zum Ellbogen (Gürtellinie)
- Hüftbereich, Unterbauch und Beckenraum bis zum Beckenboden (hinten am Po), außerdem die Unterarme und die Beine (Beckenlinie)

Die Querzonen und ihre Orientierungslinien

Außer in die zehn Längszonen teilt die Reflexzonentherapie den Körper mittels dreier »Orientierungslinien« auch in drei Querzonen ein. Diese Zonen finden sich ebenfalls an den Füßen wieder und helfen, das Abbild des Körpers in der richtigen Perspektive auf die Füße zu projizieren. Sie gliedern die Füße in drei Querfelder auf, die die Reflexzonen der jeweiligen Körperorgane umfassen.

Bei den Orientierungslinien unterscheidet man die Schulterlinie, die am Körper entlang des Schultergürtels verläuft, die Gürtellinie, die sich am unteren Rippenbogen entlangzieht, und die Beckenlinie am Beckenboden.

Die Schulterlinie verläuft an den Füßen quer durch die Zehengrundgelenke. Die Gürtellinie findet sich etwa in der Fußmitte: Wenn man mit dem Zeigefinger an der Fußaußenseite bis zu einer kleinen Knochenwölbung, der Basis des fünften Mittelfußknochens (der kleinen Zehe) entlangfährt und von dieser Stelle aus eine Linie quer über den Fuß zieht, hat man die Gürtellinie. Sie repräsentiert die Taillengegend – je nachdem, ob jemand einen langen oder kurzen Oberkörper hat, liegt die Gürtellinie am Fuß tiefer oder höher. Dieses Prinzip wiederholt sich bei der Beckenlinie.

Einige Reflexzonentherapeuten unterteilen die Orientierungslinien nur in Schulter- und in Gürtellinie. Für die Selbstbehandlung verständlicher ist es jedoch, auch die Beckenlinie miteinzubeziehen.

1 Schulterlinie
2 Gürtellinie
3 Beckenlinie

So verlaufen die Orientierungslinien am Körper und an den Füßen.

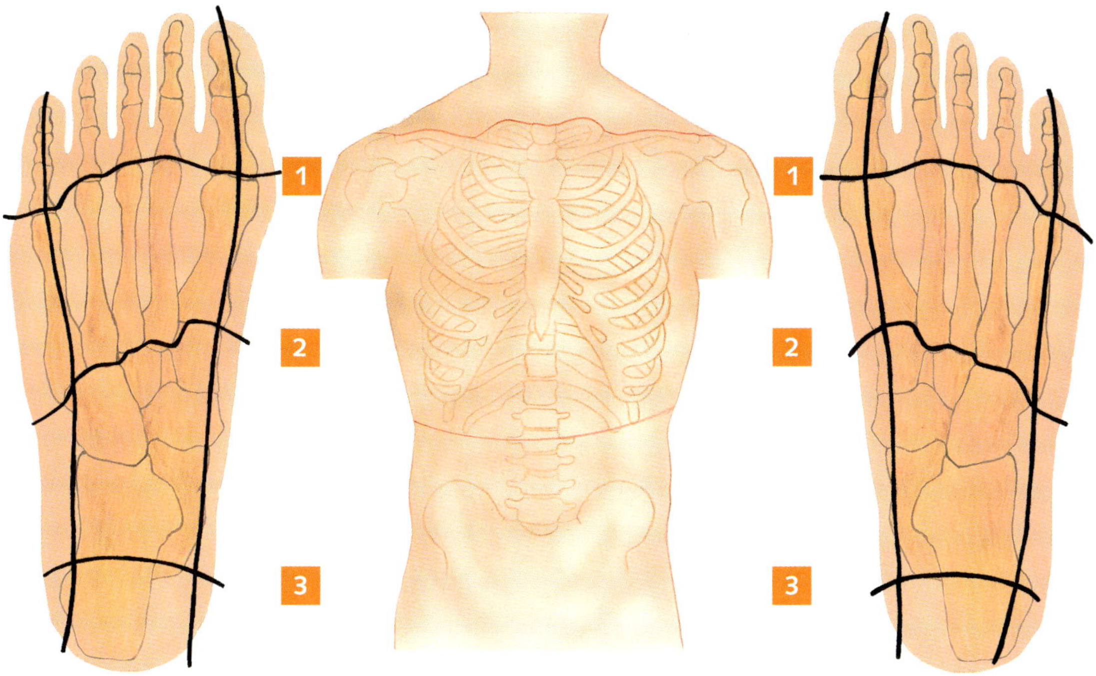

Die rechte Fußsohle spiegelt die Organe und Bereiche der rechten Körperhälfte und die linke Fußsohle die der linken Körperhälfte wider.

Zonensuche

Nachfolgend einige Hilfestellungen zum besseren Auffinden der Reflexzonen:

- Der rechte Fuß stellt das Abbild der rechten Körperhälfte dar; der linke Fuß das Abbild der linken Körperhälfte.
- Die Reflexzonen überlappen sich genau entsprechend der Organüberlagerungen; so liegt die Herzzone beispielsweise hinter der Lungenzone.
- Paarweise vorhandene Organe wie die Nieren oder die Eierstöcke finden sich als Reflexzonen an beiden Füßen.
- Die Reflexzonen von nur einmal vorhandenen Organen, beispielsweise Magen, Herz, Gallenblase, Appendix oder Leber finden sich nur in einem Fuß, je nach ihrer Lage im Körper im rechten oder im linken Fuß.
- Die Reflexzonen der meisten inneren Organe liegen an den Fußsohlen.
- Organe und anatomische Abschnitte in der Körpermitte haben ihre Reflexzonen an den Innenseiten der Füße, etwa die Wirbelsäule und die Blase.

Keine Regel ohne Ausnahme

Wie erwähnt, basiert die Zonentheorie auf dem Grundsatz, dass der rechte Fuß die rechte und der linke Fuß die linke Körperhälfte repräsentiert. Bei dieser Regel gibt es jedoch eine wichtige Ausnahme: Im zentralen Nervensystem übt die rechte Gehirnhälfte Kontrolle über die linke Körperhälfte aus und umgekehrt. Deshalb müssen bei Problemen mit dem Zentralnervensystem oder dem Gehirn, wie beispielsweise Lähmungen oder Nervenentzündungen, jeweils die Fußzonen behandelt werden, die der beeinträchtigten Seite entgegengesetzt sind (siehe Seite 52).

Die Fußreflexzonen im Überblick

In den folgenden Abbildungen ist die Lage der Reflexzonen aller wichtigen Organe und Körperabschnitte dargestellt. Dabei betrachtet man jeweils die Fußsohlen, die Fußrücken, die Innenseiten und die Außenseiten der Füße.

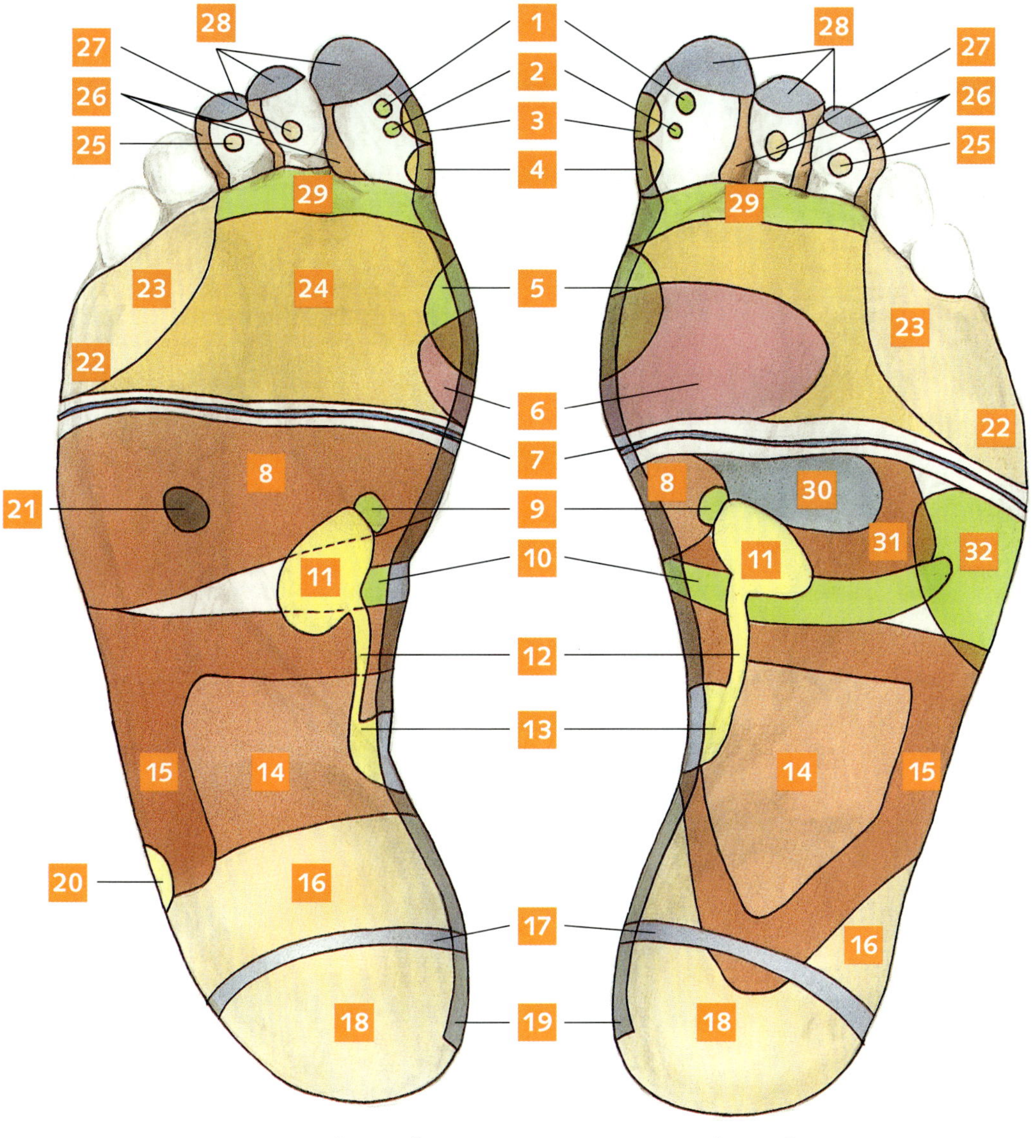

1 Hypothalamus 2 Hypophyse 3 Nase 4 Rachen 5 Thymusdrüse 6 Herz
7 Zwerchfell 8 Leber 9 Nebenniere 10 Bauchspeicheldrüse 11 Nieren 12 Harnleiter
13 Harnblase 14 Dünndarm 15 Dickdarm 16 Becken/Gesäß 17 Beckenlinie
18 Becken 19 Wirbelsäule 20 Ileozäkalklappe 21 Gallenblase 22 Achselhöhle
23 Schulter 24 Lunge 25 Ohr 26 Halsseite 27 Auge 28 Gehirn 29 Hals/Schilddrüse
30 Solarplexus 31 Magen 32 Milz

Die Lage der Fußreflexzonen auf den Fußrücken

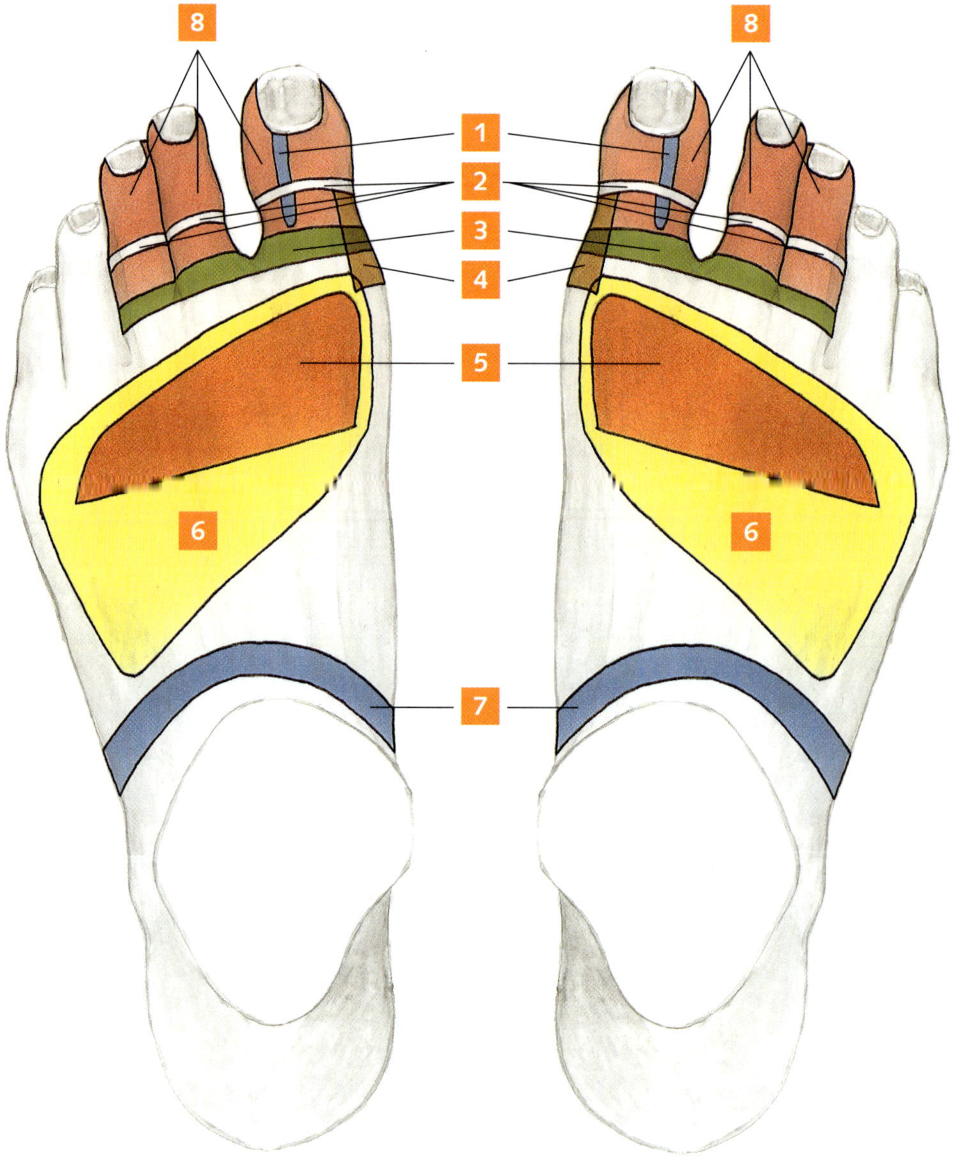

Linker Fuß

Rechter Fuß

1 Trigeminus 2 Zähne 3 Hals/Schilddrüse 4 Luftröhre 5 Lunge
6 Rippen 7 Samenleiter/Eileiter/Lymphdrüsen im Leistenbereich 8 Gesicht

Die Lage der Fußreflexzonen an den Fußinnenseiten

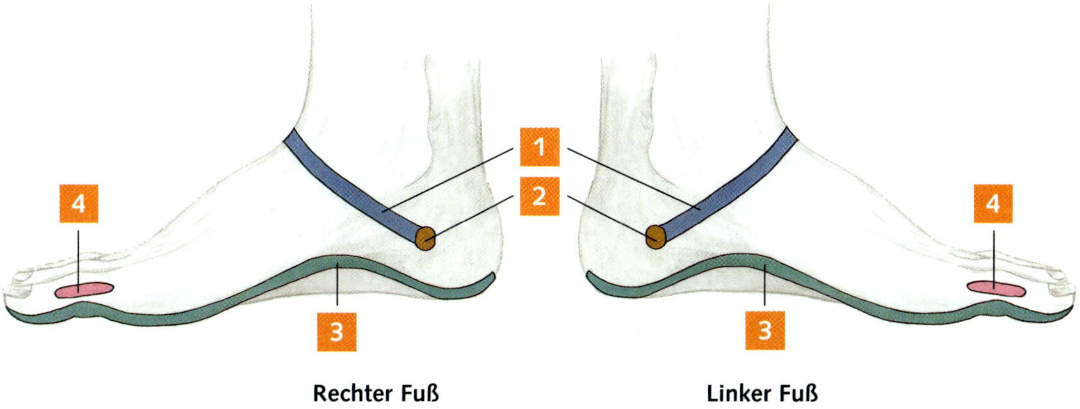

1 Samen- und Eileiter 2 Vorsteherdrüse/Gebärmutter 3 Wirbelsäule
4 Luftröhre/Bronchien

Das Fußprofil besitzt eine große Ähnlichkeit mit der Gestalt des menschlichen Körpers, denn die geschwungene Linie des Fußes gleicht dem Verlauf der Wirbelsäule.

Die Lage der Fußreflexzonen an den Fußaußenseiten

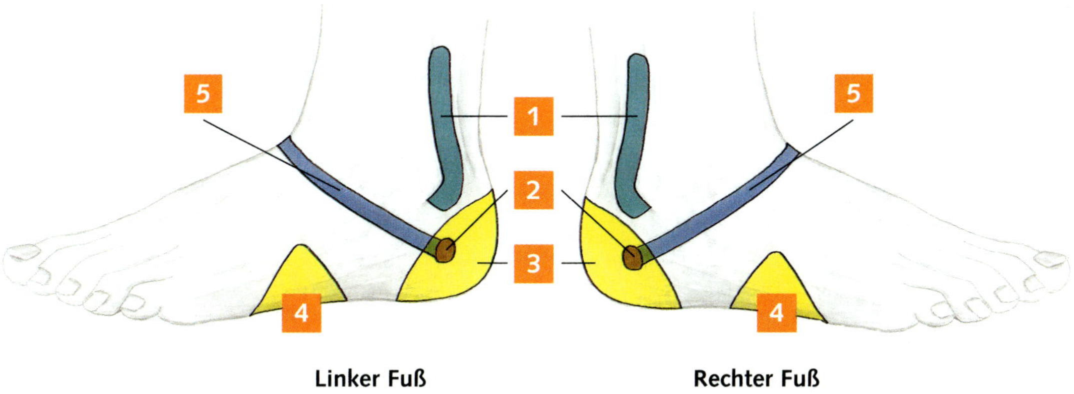

1 Ischiasnerv 2 Hoden/Eierstock 3 Hüfte/Becken/Kniegelenk
4 Ellbogengelenk 5 Samen- und Eileiter

Fußreflexzonen und zugeordnete Organe und Körperbereiche

In den Illustrationen finden sich Organ- und Körperzonen, die nicht gesondert im Text erwähnt sind. Diese werden in seltenen Fällen zwar auch massiert, wurden jedoch nicht erläutert, um nicht den Rahmen dieses Buches zu sprengen.

Die verschiedenen Reflexzonen der Füße werden nun ausführlich und in systematischer Reihenfolge dargestellt. Sie sind in elf Gruppen eingeteilt. Für jede Gruppe wird zuerst die Lage der Zonen genau beschrieben und illustriert. Danach finden Sie jeweils kurze anatomische Informationen sowie Erläuterungen zu den Funktionen und Aufgaben der zugeordneten Organe und Körperbereiche. Die genaue Anleitung zur Massage der betreffenen Reflexzonen finden Sie im Kapitel »Heilsame Massage für Körper, Geist und Seele«.

Die Kopfzonen

Obwohl im Vergleich zu den restlichen Körperteilen recht klein, ist der Kopf von größter Bedeutung für das körperlich-geistig-seelische Geschehen: Hier finden Aufnahme und Verarbeitung von Sinneseindrücken statt sowie die Planung und Steuerung unserer Verhaltensweisen, Reaktionen, Bewegungen und aller Körperfunktionen.

Entsprechend der Querzone des Körpers am Schultergürtel, befinden sich die Kopfzonen an beiden Füßen oberhalb der Schulterlinie: in den Zehen und an der Linie des Großzehengrundgelenkes. Dabei nehmen die beiden großen Zehen eine Sonderstellung ein, denn sie sind das kleinste Abbild des gesamten Kopfbereiches.

Die Zonen der Fußsohlen

1 Schädeldach
2 Großhirn
3 Hirnanhangsdrüse
4 Kleinhirn
5 Warzenfortsatz
6 Nasen-Rachen-Raum
7 Obere Lymphwege und Zähne
8 Ohren
9 Augen
10 Kieferhöhlen
11 Stirnhöhlen

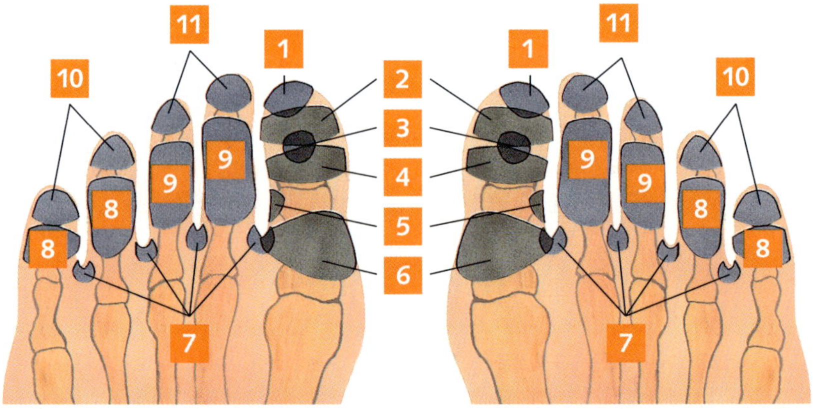

Rechter Fuß   Linker Fuß

Die Oberseiten der großen Zehen entsprechen dem Gesicht: Mundhöhle, Nasen- und Rachenraum. Die Unterseiten der Großzehen, die Großzehenbeeren, stehen für die Hinterseite des Kopfes. An den Mittelgliedern der zweiten und dritten Zehe liegen die Augenzonen, an den Mittelgliedern der vierten und letzten Zehe die der Ohren. Die Zonen der Mandeln und der seitlichen Lymphbahnen befinden sich ebenfalls an der vierten und fünften Zehe. Die Zonen der Stirnhöhlen liegen an beiden Füßen an den Spitzen der zweiten und der dritten Zehe. Die Zone des Nasen-Rachen-Raumes ist an der Unterseite des Fußes, direkt am Grundgelenk der großen Zehe platziert.

Die Kopfzonen repräsentieren sämtliche anatomischen und organischen Bereiche des Kopfraumes. Außerdem finden sich diese Bereiche nochmals als »geballte Information« an den Großzehen.

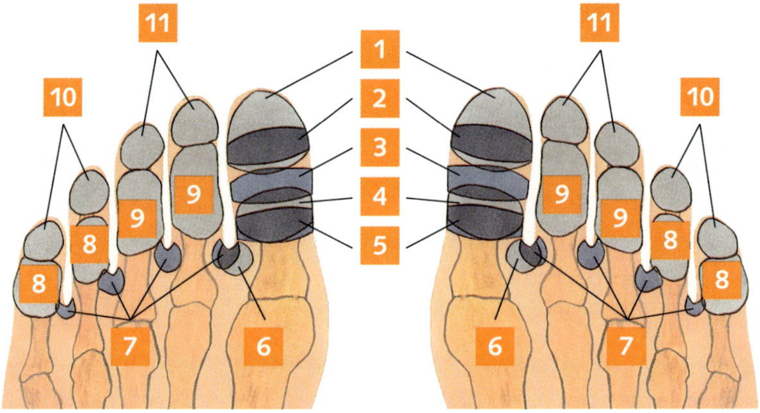

Die Zonen der Fußrücken

1 Schädeldach
2 Nasenraum
3 Rachenraum
4 Nasenraum
5 Mundhöhle
6 Tonsillen
7 Obere Lymphwege und Zähne
8 Ohren
9 Augen
10 Kiefernhöhlen
11 Stirnhöhlen

Die Reflexzonen der Zähne finden Sie an den Innenseiten aller Zehen, unten zwischen den Zehen, wo sie ineinander übergehen. Sie sind wie folgt aufgeteilt: Die Großzehen repräsentieren die beiden vorderen Schneidezähne, die zweiten Zehen die seitlichen Schneidezähne und die Eckzähne, die dritten Zehen die vorderen Backenzähne, die vierten Zehen die hinteren Backenzähne und die kleinen Zehen schließlich die Weisheitszähne. Die Hirnanhangsdrüse (Hypophyse) können Sie durch Massage der Großzehenbeere beeinflussen.

Gehirn

Gehirn und Rückenmark bilden das zentrale Nervensystem. Es kontrolliert sowohl unsere willkürlichen wie auch unwillkürlichen Reaktionen, indem es das Zentralnervensystem und das

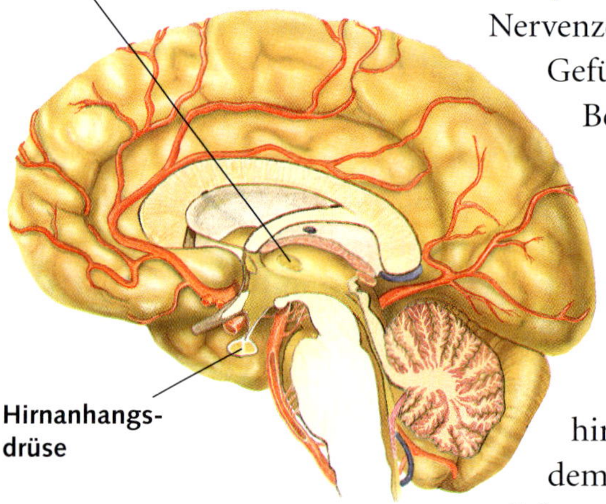

Querschnitt durch das menschliche Gehirn, mit Hypothalamus und Hypophyse

endokrine System, die Hormone, steuert. Die Millionen von Nervenzellen des Gehirns bestimmen über unsere Gefühle, Gedanken und unser Bewusstsein, über Bewegungen und viele andere bewusste oder unbewusste Funktionen.

Alle Teile des Gehirns, Groß-, Klein- und Stammhirn, sind mit flüssigkeitsgefüllten Hirnhäuten umgeben und liegen gut geschützt vor äußeren Einflüssen im Schädel. Den verschiedenen Bereichen des Großhirns sind bestimmte Funktionen zugeordnet: dem motorischen Rindenzentrum die willentlich gesteuerten Bewegungen, dem sensiblen Rindenzentrum die körperlichen Empfindungen, dem frontalen Gehirnlappen unsere Persönlichkeit, den beiden Schläfenlappen Hör- und Sprachzentrum und den Hinterhauptlappen das Sehen. Das Gehirn in seiner Gesamtheit unterteilt sich in zwei Hälften, die durch ein Faserband verbunden und jeweils »überkreuzt« für die andere Körperseite zuständig sind: Die rechte Gehirnhälfte bestimmt die linke Seite des Körpers und umgekehrt. Dies ist auch der Grund, weshalb bei Störungen des Gehirns und des zentralen Nervensystems jene Zonen behandelt werden müssen, die entgegengesetzt liegen: bei Beschwerden im linken Kopfbereich der rechte Fuß und umgekehrt.

Der nur haselnusskerngroßen Hirnanhangsdrüse obliegt die »Oberhoheit« über den Hormonhaushalt. Als solche ist sie maßgeblich verantwortlich für das körperliche, aber auch das seelische Befinden eines Menschen.

Hirnanhangsdrüse (Hypophyse)

Die Hypophyse ist die wichtigste Drüse des Körpers, da sie alle hormonellen Funktionen und Organe kontrolliert und steuert. In Größe und Gestalt einer Kirsche ähnlich, liegt die Hypophyse an der Unterseite des Gehirns. Die von der Hirnanhangsdrüse produzierten Hormone regulieren Wachstum, sexuelle Entwicklung, Schwangerschaft, Stoffwechselgeschehen, Mineralstoff- und Zuckergehalt im Blut, Flüssigkeitshaushalt sowie Muskeltätigkeit.

Hypothalamus

Dieser Teil des Zwischenhirns reguliert das vegetative Nervensystem und steuert somit nicht willentlich beeinflussbare Reaktionen wie Hunger- und Durstgefühl, Appetit, Emotionen, Müdigkeit (Schlafbedürfnis), Kreislauf, Körpertemperatur und unser sexuelles Verhalten.

Häufig wiederkehrende Entzündungen der Nasennebenhöhlen sind oftmals Ausdruck tiefliegender psychischer Probleme, die über lange Zeit nicht bewusst gemacht und unterdrückt wurden.

Zirbeldrüse (Epiphyse)

Die Funktionen dieser kleinen Drüse im Bereich des Hypothalamus sind bislang noch nicht vollständig geklärt – wir wissen jedoch, dass sie die Hautzellen zur Produktion des dunklen Hautpigments Melanin anregt. Darüber hinaus vermutet man einen Einfluss der Zirbeldrüse auf die Stimmungslage sowie auf die zirkadianen Rhythmen, das sind die Aktivitäts- und Ruhephasen, die unser Körper und unsere Psyche während eines Tages durchlaufen.

Nasennebenhöhlen

Diese luftgefüllten Hohlräume liegen in den Schädelknochen oberhalb und seitlich der Nase, in den Wangenbeinen und hinter den Augenbrauen; über kleine Öffnungen sind sie mit den beiden Nasenhöhlen verbunden. Außer als »Puffer« für Augen und Gehirn dienen sie als Resonanzboden für die Stimme sowie als Filter für die durch die Nase eingeatmete Luft. Darüber hinaus machen sie unseren Kopf leichter und entlasten damit die Wirbelsäule.

1 Ohrmuschel
2 äußerer Gehörgang
3 Trommelfell
4 Ohrtrompete
5 Schnecke
6 Steigbügel
7 Amboss
8 Hammer

Ohren

Die Ohren empfangen Luftschwingungen und übersetzen diese in für uns verständliche Botschaften – Geräusche, Klänge und Worte. Das äußere Ohr, die knorpelige Ohrmuschel, fängt die Schallwellen ein und leitet sie in den Gehörgang weiter. Hier dringt der Klang durch einen Tunnel bis ins Mittelohr, wo er das Trommelfell und die an seiner Innenseite liegenden Gehörknöchelchen, Hammer, Amboss und Steigbügel genannt, zum Schwingen bringt. Auf diese Weise erreicht die Botschaft das Innenohr, dessen flüssigkeitsgefüllter, spiraliger Gang die Schwingungen aufnimmt, in Nervenreize übersetzt und zum

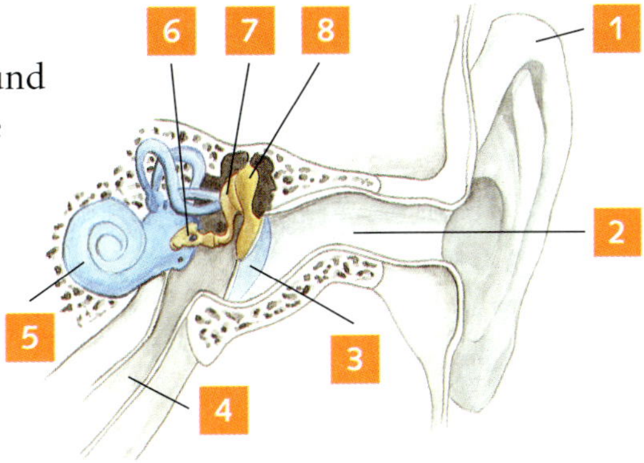

Ein »Einblick« in unseren Hörapparat

Hörzentrum ins Gehirn weiterleitet. Darüber hinaus befinden sich im Innenohr halbkreisförmige Kanäle, die über bewegungsempfindliche Härchen und spezielle Zellen dafür sorgen, dass wir in jeder Körperposition im Gleichgewicht bleiben.

Querschnitt durch das menschliche Auge

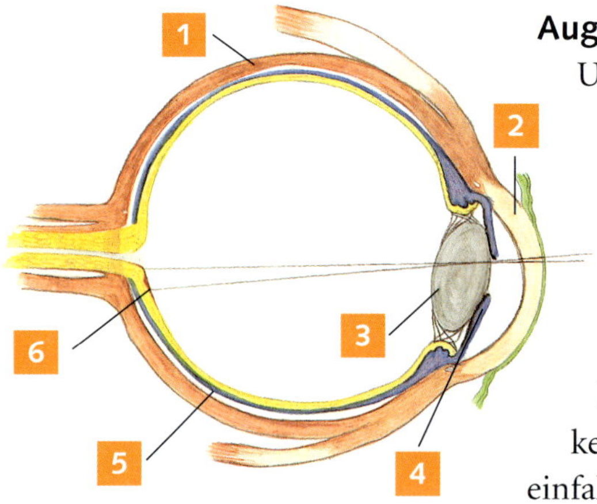

1 **Lederhaut**
2 **Hornhaut**
3 **Linse**
4 **Regenbogenhaut**
5 **Aderhaut**
6 **Netzhaut**

Augen

Unsere Augen arbeiten ähnlich wie eine Kamera: Sie nehmen ein Bild auf und übermitteln es an das Sehzentrum im Gehirn. Hinter der durchsichtigen Hornhaut im vorderen Bereich des Augapfels befindet sich die mit Flüssigkeit gefüllte Augenkammer. Die Linse trennt diese Kammer in einen vorderen und hinteren Bereich. Vor der Linse liegt ein Muskel, die Regenbogenhaut oder Iris, der den Lichteinfall regulieren kann. Fällt Licht durch die Pupille ein, tritt es durch die Linse. Diese bündelt das Licht und erzeugt auf der licht- und farbempfindlichen Netzhaut ein auf dem Kopf stehendes Bild. Die Nervenzellen der Netzhaut stimulieren den Sehnerv im hinteren Teil des Auges, der die Signale an das Sehzentrum des Gehirns übermittelt.

Die Reflexzonenmassage zeigt sehr gute Heilungserfolge bei Beschwerden mit den Augen. Besonders angezeigt ist sie bei überanstrengten und übermüdeten Augen.

Heilanzeigen

Die Reflexzonenmassage der Kopfzonen kann folgende Beschwerden bessern:

- Nebenhöhlenprobleme, leichten Schnupfen und Halsschmerzen, Heiserkeit: längeres Aktivieren der Zonen von Mundhöhle, Nasen- und Rachenraum, um die Versorgung der Schleimhäute zu verbessern
- Kurzsichtigkeit: stärker aktivierende Massage der beiden zweiten Zehen
- Weitsichtigkeit: stärker aktivierende Massage der beiden dritten Zehen
- Hormonelle Störungen (Wachstumsstörungen, Menstruationsprobleme), Konzentrationsschwäche: längere aktivierende Massage der Hypophysenzone
- Kopfschmerzen: aktivierende Massage aller Kopfzonen
- Zahnschmerzen: Sedieren der dem schmerzenden Zahn zugeordneten Zone

Zähne

Unsere Zähne, knochenähnliche Organe, dienen in erster Linie der Nahrungsaufnahme: Sie zerkleinern die zugeführten Speisen und ermöglichen deren Weiterverarbeitung im Körper. Darüber hinaus sind sie für die Bildung von Lauten mit zuständig. Jeder Zahn besteht aus Zahnkrone, Zahnhals und Zahnwurzel sowie der Zahnpulpa, dem äußerst empfindlichen Zahnmark. Die äußerste Schicht ist der Zahnschmelz, die härteste Substanz des Körpers. Darunter liegt das Zahnbein, das Dentin, in dem sich Nerven befinden, die Reize zum Zahnnerv weiterleiten. Auf die 20 Milchzähne im Kindesalter folgen 32 bleibende Zähne des Erwachsenengebisses.

Die Zähne sind ein wichtiges Diagnoseinstrument. Denn jeder Zahn ist mit bestimmten Organen und Körperbereichen verbunden und gibt Aufschluss über eventuelle Störungen.

Die Zonen des Bewegungsapparates

Das uns stützende Organsystem aus Knochen, Bändern, Muskeln und Sehnen bestimmt die Größe sowie den Körperbau eines Menschen und prägt sein Äußeres. Man unterteilt den Bewegungsapparat in einen passiven Bereich, das sind die Knochen, Gelenke und Bänder, und in einen aktiven Bereich, das sind die Muskeln, Sehnen und Muskelhüllen.

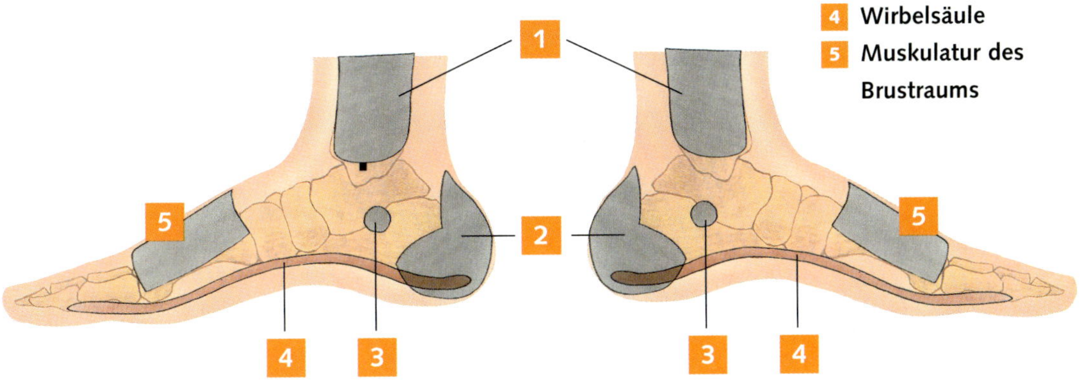

1 Muskulatur der Oberschenkelinnenseite
2 Muskulatur des Beckenraumes
3 Kreuz-Darmbeingelenk
4 Wirbelsäule
5 Muskulatur des Brustraums

Die Lage der Gelenk-, Muskel- und Wirbelsäulenzonen an den Fußinnenseiten

Die Beweglichkeit des Körpers erlaubt uns, auf die Umwelt zu reagieren und uns in dieser zurechtzufinden. Ist diese Möglichkeit, beispielsweise durch gesundheitliche Störungen an Muskeln, Gelenken oder Knochen, eingeschränkt, geht ein beträchtlicher Teil an Lebensfreude verloren. Die Arbeit an den Zonen des Bewegungsapparates ist deshalb sehr wichtig, denn sie

1 Muskulatur der Oberschenkelaußenseite 2 Hüftgelenk 3 Darmbein 4 Gesäßmuskulatur 5 Kniegelenk 6 Ellbogengelenk 7 Schultergelenk 8 Schultermuskulatur 9 Muskulatur des Brustraums 10 Bauchmuskulatur

lockert Verspannungen der Muskeln oder beseitigt Blockaden der Gelenke und verbessert so die Beweglichkeit des Körpers. Die Flexibilität des Bewegungsapparates kehrt zurück, was nicht nur zu weniger Beschwerden, sondern auch zu einem gesteigerten Lebensgefühl verhilft.

Die Lage der Gelenk-, Muskel- und Wirbelsäulenzonen an den Fußaußenseiten

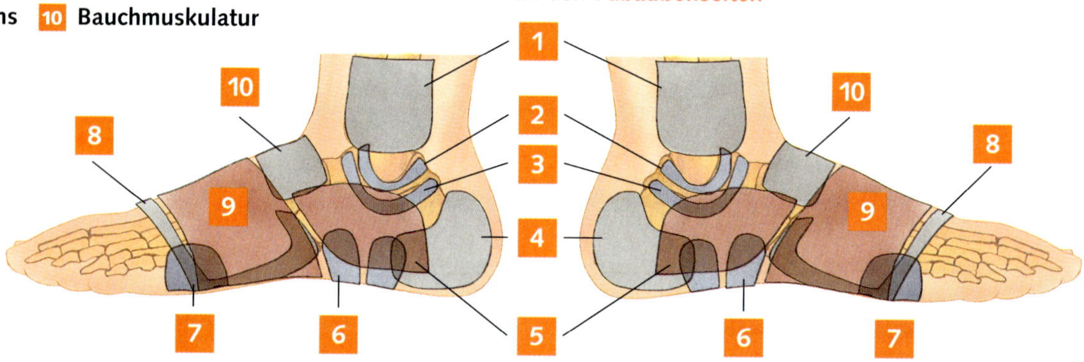

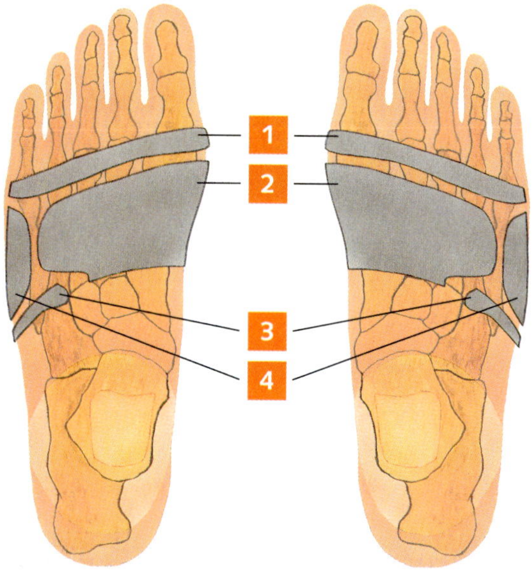

1 Schultermuskulatur 2 Muskulatur des Brustraums 3 Unterarmmuskulatur 4 Oberarmmuskulatur

Die Lage der Gelenk-, Muskel- und Wirbelsäulenzonen an den Fußrücken

Die Zonen der Wirbelsäule liegen an beiden Füßen an der Innenseite: Die Halswirbelsäulenzone geht von der Spitze bis zum Grundgelenk der großen Zehe. Die Brustwirbelzone verläuft direkt im Anschluss daran bis zu einem Knochenvorsprung, dem Kahnbein (etwa eine Daumenbreite vor einer gedachten Linie vom Knöchel abwärts). Gleich daran anschließend folgt die Lendenwirbelzone, die ungefähr einen Fingerbreit unterhalb und bis knapp hinter den Innenknöcheln verläuft. Dahinter, leicht nach oben gezogen, liegt die Zone von Kreuz- und Steißbein.

Die Zonen der Gelenke und Muskeln finden Sie überwiegend an den Außenseiten der Füße, aber auch an den Fußrücken und -innenseiten.

Wirbelsäule

Die Wirbelsäule ist die zentrale Stütze und Bewegungsachse unseres Körpers: Sie trägt das gesamte Gewicht und ist durch ihren komplexen Aufbau aus verschiedenen Wirbelgruppen in höchstem Maße beweglich. In der Seitenansicht ist die Wirbelsäule doppelt s-förmig gekrümmt, und sie besteht aus 34 Einzelwirbeln: sieben Halswirbel, zwölf Brustwirbel, fünf Lendenwirbel, fünf Kreuzbeinwirbel und vier Steißbeinwirbel.

Die Lendenwirbel sind die kräftigsten Wirbel, da sie das meiste Gewicht tragen müssen – nahezu die gesamte Last unseres Oberkörpers ruht auf der Lendenregion. Am zartesten sind dagegen die Halswirbel, da sie nur den Schädel zu tragen haben. Alle Wirbel, bis auf die Halswirbel, haben die gleiche Grundform und sind durch kleine Wirbelgelenke miteinander verbunden. Durch die Zwischenwirbellöcher treten aus dem Rückenmark Nerven aus, welche zu den inneren Organen führen.

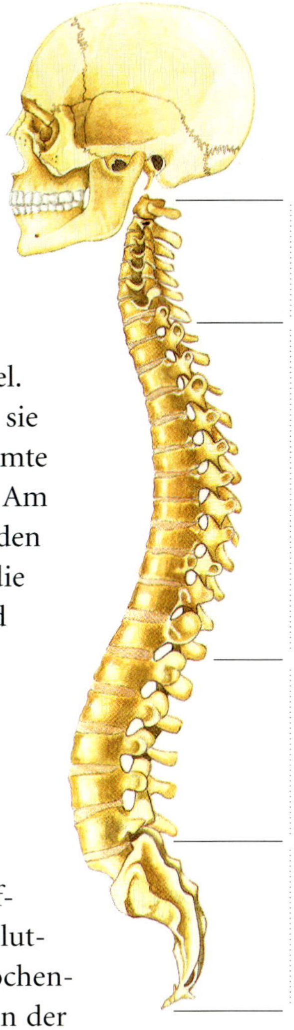

Knochen

Alle Knochen sind mit der Knochenhaut, einem straffen Bindegewebsüberzug mit vielen Nerven und Blutgefäßen, überzogen. Darunter befindet sich die Knochensubstanz, bestehend aus einer festen Rindenschicht an der Oberfläche und einem schwammartigen Gewebe im Inneren, der Spongiosa. Zwischen der Spongiosa liegt das rote Knochenmark, das unter anderem für die Blutbildung zuständig ist. Aufgrund dieser Bauweise sind die Knochen zugleich stabil und leicht und vermögen auch extremste Belastungen abzufangen. Die gelenkbildenden Flächen der Knochen sind von Knorpelgewebe bedeckt, sodass die Gelenkflächen glatt und weich sind. Knochen selbst besitzen keine Nerven, sind jedoch von Blutgefäßen durchzogen, über die die Spongiosa mit Nährstoffen, vor allem Phosphor und Kalzium, versorgt wird.

Das Knochengerüst trägt den Körper und schützt die inneren Organe und das Gehirn.

Bei abnutzungsbedingten Beschwerden der Wirbelsäule sind die Möglichkeiten der Reflexzonenmassage zwar begrenzt, dennoch kann sie Schmerzen und Steifheit bessern und so zur Linderung beitragen.

Fußreflexzonenmassage ist ein äußerst effektives Heilmittel bei Muskelkater, aber auch bei Zerrungen und Verspannungen bestimmter Muskeln.

Muskeln

Über zwei Fünftel unseres Körpergewichts entfällt an Muskelgewebe. Dabei unterscheidet man drei Muskelarten: glatte und gestreifte Muskeln sowie die Herzmuskulatur. Die glatte Muskulatur ist für die unwillkürliche Bewegung all unserer inneren Organe zuständig. Unwillkürlich bedeutet, dass die Kontraktion, das Zusammenziehen der glatten Muskeln nicht der bewussten Steuerung durch das Gehirn unterliegt; so können wir beispielsweise nicht willentlich beeinflussen, dass der Darminhalt durch das rhythmische Zusammenziehen der Darmwandmuskeln weitertransportiert wird. Die gestreiften Muskeln, auch Skelettmuskulatur genannt, ermöglichen alle bewussten – willkürlich ausgeführten – Bewegungen unseres Körpers, etwa beim Schwimmen oder Laufen. Die dritte im Bunde, die Herzmuskulatur, bildet den größten Teil des Herzens und sorgt durch ein dichtes Netz an Muskelfasern dafür, dass unser Lebensmotor Tag für Tag unermüdlich schlägt und das Blut durch den Körper transportiert.

Ansicht des Hüftgelenkes

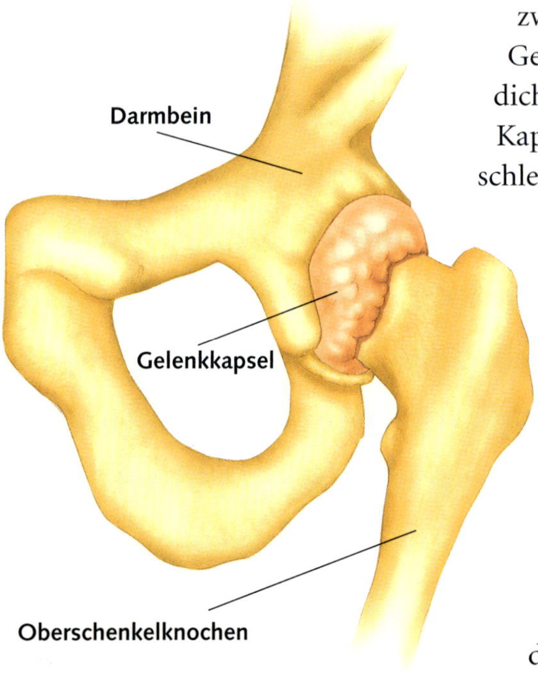

Gelenke

Ein Gelenk ist die bewegliche Verbindung zwischen zwei Knochen und besteht aus dem Gelenkkörper, der von der Gelenkkapsel luftdicht umschlossen wird. Die äußere Schicht der Kapsel ist fest und stützend, die innere ist schleimhautartig und bildet die Gelenkschmiere. Die wichtigsten »Drehscheiben« unseres Körpers sind das Knie-, Hüft-, Schulter- und Ellbogengelenk. Das Kniegelenk verbindet Ober- und Unterschenkel und ermöglicht die Bewegung der unteren Gliedmaßen. Das Hüftgelenk ist für Bewegungen des Oberkörpers sowie der Beine insgesamt zuständig, das Schultergelenk für alle Bewegungen der Arme. Das Ellbogengelenk, gebildet von der Speiche und der Elle, dient der Bewegung der Unterarme.

Heilanzeigen

Die Reflexzonenmassage der Zonen des Bewegungsapparats kann folgende Beschwerden bessern:

- Verspannungen, Blockaden, Schmerzen im Bereich der Wirbelsäule: Beruhigen aller Zonen der Wirbelsäule
- Ischias- und Bandscheibenbeschwerden, Hexenschuss: beruhigende Massage der Wirbelsäulenzonen
- Muskelverkrampfungen: längere beruhigende Massage aller Muskelzonen
- Rheumatische Beschwerden: beruhigende Massage der Wirbelsäulen-, Nacken-, Schulter-, Arm-, und Gelenkzonen
- Abnutzungserscheinungen der Gelenke: beruhigende Massage der Zonen der betroffenen Gelenke

An Schultern und Nacken zeigen sich die schmerzhaften Folgen dauerhafter, stressbedingter Anspannung – kaum ein anderer Bereich des Körpers reagiert so unmittelbar auf Belastungen, die im wahrsten Sinn des Wortes auf »den Schultern liegen«.

Die Zonen von Schultergürtel und Nacken

Die Zonen des Schultergürtels liegen entlang der Linie der Zehengrundgelenke auf der Fußsohle sowie am Fußrücken. Die Nackenzonen finden Sie auf der Fußsohle rund um das Grundgelenk der großen Zehe. Die Zone der Schulter selbst sowie auch des Schultergelenks liegt an der Außenseite des Fußes, direkt am Grundgelenk der kleinen Zehe – mittels der kleinen Vorwölbung an dieser Stelle leicht zu finden.

Die Massage der Schultergürtel- und Nackenzonen erweist sich als sehr hilfreich bei Verspannungen in der Schulter- und Nackenregion und bei Kopfschmerzen, die psychisch bedingt sind: durch Stress, viele Sorgen und Probleme. Verspannungen der Füße in diesen Zonen gehen fast immer mit einem verspannten Nacken- und Schulterbereich einher.

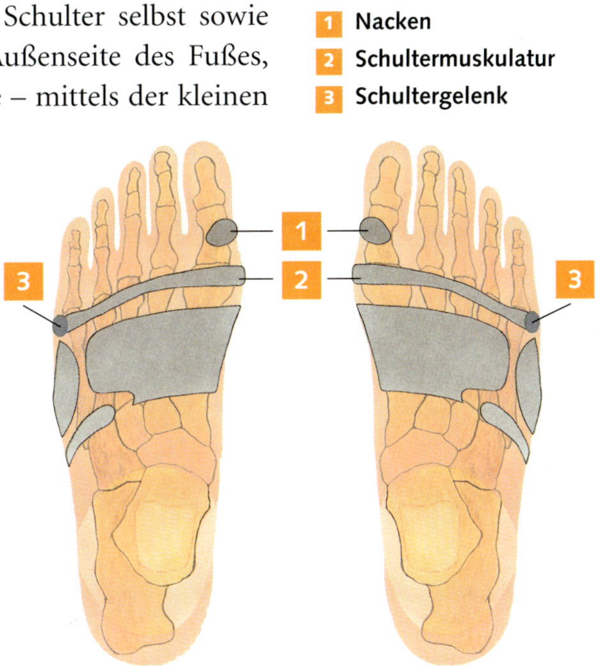

Die Lage der Nacken- und Schultergürtelzonen an beiden Fußsohlen

Nacken (Hals)

Der Hals bildet die Verbindung zwischen Schädel und Rumpf; dort finden sich Organe wie die Schilddrüse (siehe Seite 82), der Kehlkopf und die Mandeln sowie viele Lymphknoten (siehe Seite 62f.). Durch den Nacken ziehen kräftige Muskelstränge, die den Schädel tragen und bewegen. Eine Verspannung der Nackenmuskulatur kann infolge blockierter Nervenbahnen zu schmerzhaften Bewegungsstörungen in den Armen sowie zu Kopfschmerzen (»Spannungskopfschmerz«) führen.

Verspannungen im Nacken-Hals-Bereich können Sie durch Bewegungsübungen des Großzehengrundgelenks lindern: Ein Kreisen der großen Zehe im Grundgelenk entspricht im übertragenden Sinn einem Kreisen des Kopfes.

Schultergürtel

Der Schultergürtel wird von Schlüsselbein und Schulterblatt gebildet. Er ist äußerst beweglich, da er gegen das Rumpfskelett nur durch das innere Schlüsselbeingelenk abgestützt ist. Das Schultergelenk selbst ist zudem das beweglichste Gelenk des gesamten Körpers. Viele Muskeln mit stützenden und bewegenden Funktionen (beispielsweise Armbewegungen) setzen am Schultergürtel an.

Heilanzeigen

Die Reflexzonenmassage der Schulter- und Nackenzonen kann folgende Beschwerden bessern:

- Verspannungen an Schultern und Nacken: beruhigende Massage beider Zonen
- Kopfschmerzen durch Verspannungen in diesem Bereich: regelmäßiges Beruhigen beider Zonen
- Psychisch (mit)bedingte Gesundheitsstörungen: beruhigende Massage der Schultergürtelzonen
- Nervosität: längere, beruhigende Massage von Schulter- und Nackenzone

Die Zonen des Lymphsystems

Die Reflexzonen der oberen Lymphwege, einschließlich der Mandeln, liegen jeweils zwischen den Zehen; sie sind identisch mit den Hautfalten im Zehenzwischenraum. Die Reflexe für die Lymphwege im Leistenbereich stehen in enger Verbindung mit jenen der Geschlechtsorgane und finden sich darum in den gleichen Regionen wie die Zonen von Eileiter, Eierstöcken, Hoden und Prostata (siehe Seite 79): vom inneren Knöchel ausgehend über den Fußrücken hin zum äußeren Knöchel. Die

Reflexzone der Milz liegt an der linken Fußsohle außen, etwa in der Mitte des Strecke zwischen dem Grundgelenk der vierten Zehe und der Ferse.

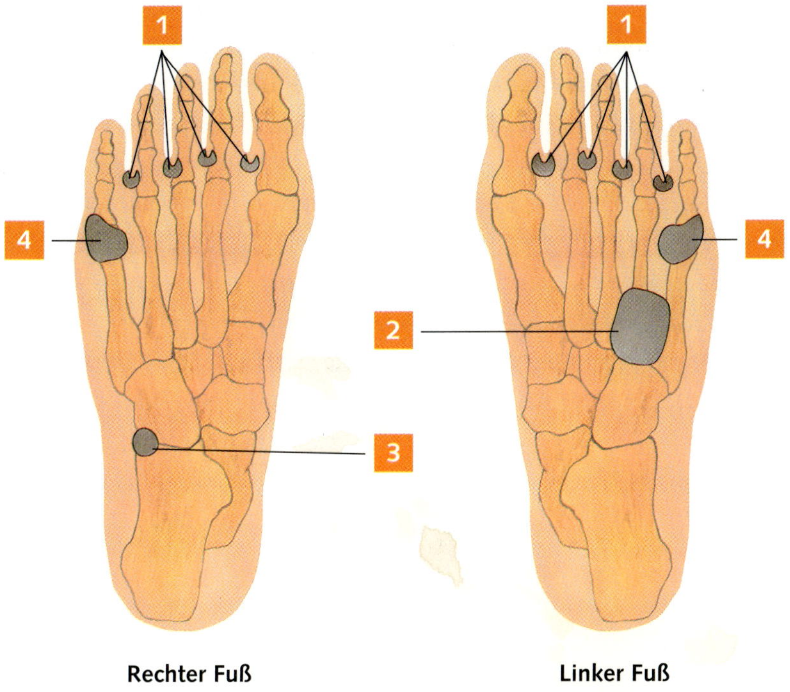

Die Lage der Lymphzonen an den Fußsohlen

1 obere Lymphwege
2 Milz
3 Appendix
4 Axillar-Lymphknoten

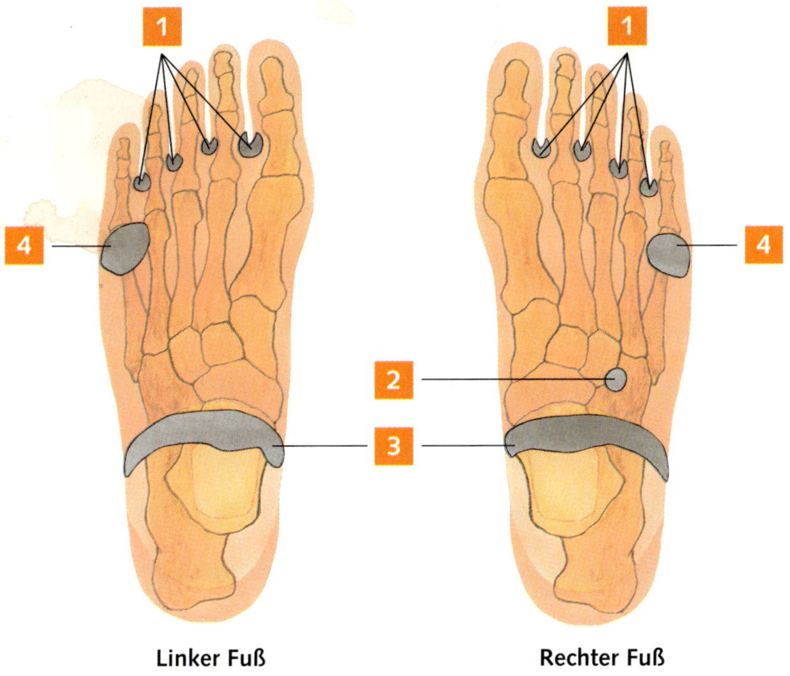

Die Lage der Lymphzonen an den Fußrücken

1 obere Lymphwege
2 Appendix
3 Lymphknoten der Leistenbeuge
4 Axillar-Lymphknoten

Mit der Lymphflüssigkeit werden die Körpergewebe und Organe nicht nur mit Nährstoffen und anderen Substanzen versorgt, sondern auch Krankheitserreger abtransportiert und der Ausscheidung zugeführt.

Die Massage der Zonen des Lymphsystems aktiviert das Abwehrsystem und unterstützt die Ausscheidung von Schlacken- und Giftstoffen aus dem Körper. Auf diese Weise kommt ihr eine wichtige Funktion zur Vorbeugung wie auch zur Behandlung vieler Beschwerden zu.

Das Lymphsystem und seine Organe haben eine außerordentliche Bedeutung für die Gesunderhaltung des Körpers. Zum einen fangen sie die aus den Blutgefäßen ausgetretene Flüssigkeit auf und führen sie erneut dem Blutkreislauf zu, zum anderen sind sie wichtig für die körpereigene Abwehr, da sie Antikörper bilden und unseren Körper von schädlichen Stoffen und Krankheitserregern befreien.

In einem komplexen Netzwerk durchziehen kleine Lymphgefäße den ganzen Körper und speisen ähnlich, wie kleine Bäche größere »Wasserwege«, die Hauptlymphbahnen mit der Gewebsflüssigkeit, die sie aus den Zellzwischenräumen ableiten. Diese Flüssigkeit, die gelbliche salzhaltige Lymphe, gleicht dem Blutserum, enthält jedoch weniger Eiweiß als dieses.

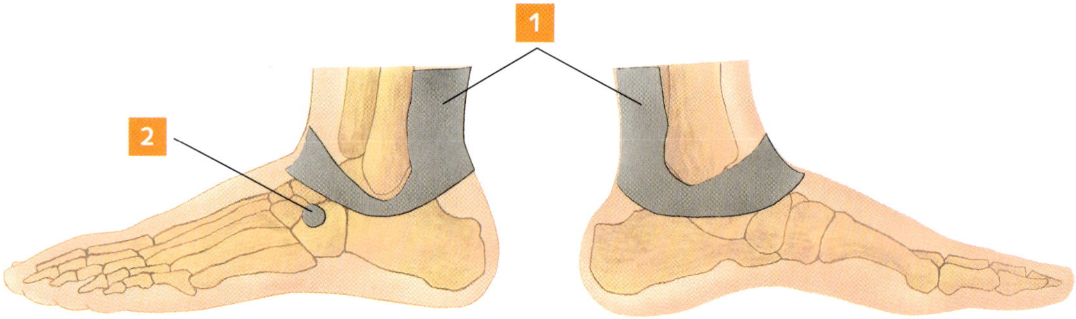

Die Lage der Lymphzonen an der Fußinnenseite und der -außenseite

1 Lymphzonen des Beckenbereiches
2 Appendix

Lymphknoten

Verdickungen der Lymphwege, die Lymphknoten, filtern die Gewebsflüssigkeit und verhindern so, dass schädliche Erreger ins Blut eindringen können. Zudem bilden die Lymphknoten die so genannten Lymphozyten. Das sind wichtige Akteure unseres Abwehrsystems, die Antikörper produzieren und Abwehrreaktionen zum Schutz unserer Gesundheit auslösen. Die Lymphknoten, zu ihnen gehören übrigens auch die Mandeln, finden sich konzentriert an beiden Seiten des Halses, in den Achselhöhlen, in der Leistenbeuge und im Becken sowie in der Kniekehle. In Zeiten eines überbeanspruchten Abwehrsystems sammeln sich vermehrt weiße Blutkörperchen in den Lymphknoten an, wodurch diese deutlich tastbar anschwellen. Dies ist ein Alarmsignal: Der Körper wird von Krankheitserregern »attackiert«, von denen er sich zu befreien versucht.

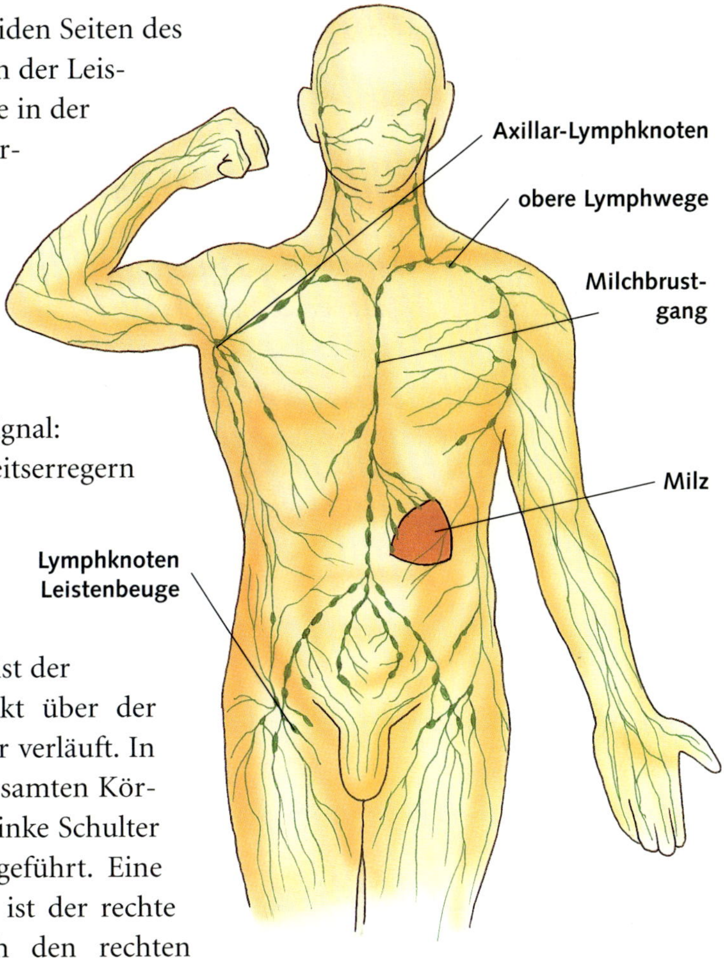

Die wichtigsten Lymphwege und -knoten des Körpers.

Lymphbahnen

Der größte der Lymphkanäle ist der Milchbrustgang, welcher exakt über der Wirbelsäule durch den Körper verläuft. In ihm wird Lymphe aus dem gesamten Körper gesammelt und über die linke Schulter wieder dem Blutkreislauf zugeführt. Eine weitere wichtige Lymphbahn ist der rechte Hauptlymphgang, der durch den rechten Arm und die rechte Schulter zieht und über diese die aufgefangene Lymphe dem Blutstrom zuleitet.

Milz

Dieses große und gefäßreiche Organ, im linken Bauchraum hinter dem Magen gelegen, spielt eine bedeutende Rolle im Immunsystem. Denn in der Milz werden die weißen Blutkörperchen, die Lymphozyten, produziert. Dies sind »immunkompetente« Zellen, die der Abwehrkraft des Körpers dienen. Lymphozyten haben die Fähigkeit, Krankeitserreger und Antigene aufzuspüren und gezielt anzugreifen, indem sie Antikörper dagegen bilden. Ferner eliminiert die Milz alte rote Blutkörperchen, filtert Giftstoffe aus der Lymphe und dient darüber hinaus als Blutreservoir.

Thymusdrüse

Dieses lymphatische Organ liegt im Brustraum, hinter dem Brustbein. In der Kindheit ist die Thymusdrüse am größten, ihre maximale Größe erreicht sie zwischen dem zehnten und zwölften Lebensjahr. Mit zunehmendem Alter bildet sie sich zurück – beim Erwachsenen hat sie sich bis auf wenige Reste in Fettgewebe umgewandelt. Ihre Aufgabe besteht in der Produktion von Lymphozyten (siehe Seite 62) und der Ausbildung der Abwehrkraft der einzelnen Zellen (zelluläre Immunität).

Heilanzeigen

Die Reflexzonenmassage der Zonen des Lymphsystems kann folgende Beschwerden bessern:

- Geschwächtes Immunsystem: Aktivieren aller Zonen des Lymphsystems
- Kopfschmerzen: Aktivieren der Zonen der oberen Lymphwege
- Asthma, Heuschnupfen und andere allergische Erkrankungen: sanfte aktivierende Massage der Zwischenräume von zweiter und dritter Zehe sowie von dritter und vierter Zehe sowie der Milzzone
- Infektionen und Entzündungen im Körper: Aktivieren der Milzzone

Die Zonen der Atemwege

Die Intensität und Tiefe der Atmung ist von größter Wichtigkeit: Sie versorgt alle Organe und Bereiche mit Sauerstoff und aktiviert die Durchblutung und den Stoffwechsel des gesamten Organismus.

In Indien sagt man: »Atmen ist Leben.« Und tatsächlich ist es so, dass sich in der Atmung unser Lebensrhythmus widerspiegelt. Denn mit der Tiefe und Geschwindigkeit des Atmens reagieren wir ganz spontan auf Umwelteinflüsse – mal ganz abgesehen davon, dass uns Atmen am Leben erhält, denn ohne Sauerstoff ist unser Körper nicht lebensfähig. Der Sauerstoff wird mit der eingeatmeten Luft aufgenommen und über das Blut an alle Zellen des Körpers transportiert, wo er für einen funktionierenden Stoffwechsel sorgt.

Im Vergleich zu den oftmals sehr ineinander verwobenen Reflexzonen anderer Organsysteme sind die Zonen der Atemwege klar und übersichtlich angeordnet. Sie finden sie alle im Bereich des Mittelfußes: die der Luftröhre zwischen dem ersten und zweiten Mittelfußknochen, die Zonen der Bronchien in den anderen drei Furchen. Die Lungenzonen erstrecken sich an der Fußsohle sowie am Fußrücken vom dritten bis zum fünften Mittelfußknochen.

Die Luftwege des Atemsystems im Brustraum umfassen die Luftröhre und die sich in rechten und linken Lungenflügel verzweigenden Bronchien.

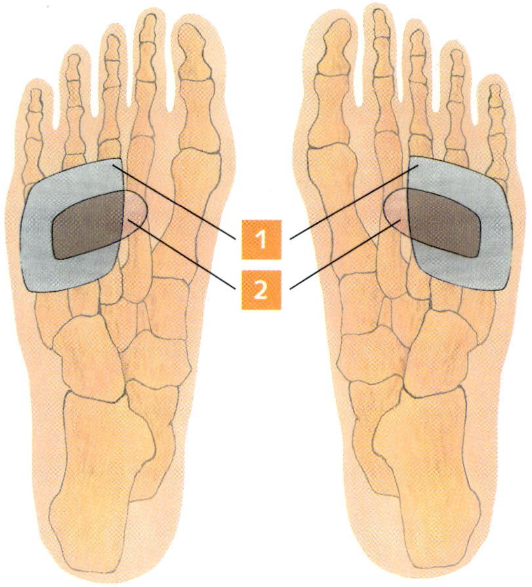

Lage der Atemwegszonen an den Fußsohlen

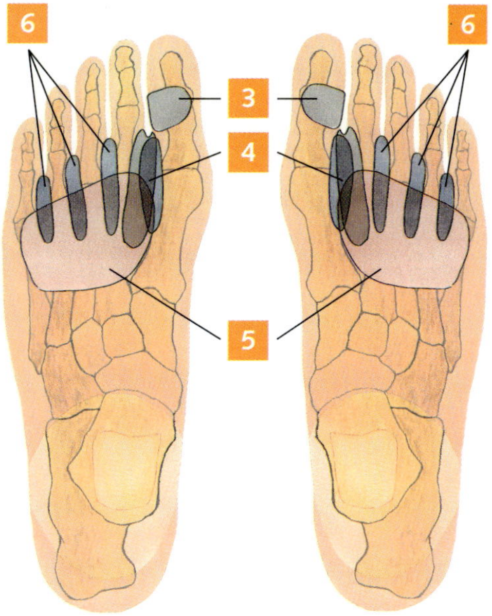

Lage der Atemwegszonen an den Fußrücken

- 1 Lunge
- 2 Zwerchfell
- 3 Mundhöhle/Rachen
- 4 Luftröhre
- 5 Muskulatur des Brustraums
- 6 Bronchien

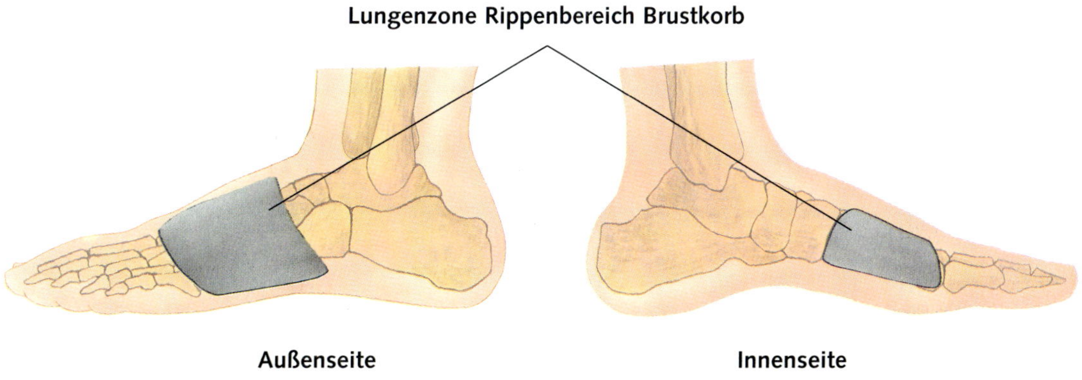

Lage der Atemwegszonen an der Fußaußenseite und der Fußinnenseite

Lunge

Bei vielen Beschwerden der Atemwege zeigt die Reflexzonenmassage erstaunlich gute Heilerfolge; so beispielsweise bei Asthma und akuter wie chronischer Bronchitis.

Die Atemwege versorgen alle Zellen unseres Körpers mit dem lebensnotwendigen Sauerstoff, der zur Verarbeitung von Nährstoffen sowie zur Bereitstellung von Energie benötigt wird. Den wichtigsten Part in diesem Geschehen übernehmen die Lungen, die oberhalb des Zwerchfells, gut geschützt durch die Rippen, im Brustkorb liegen. Jeder der beiden kegelförmigen und schwammartigen Lungenflügel besteht aus einem Netz hohler Röhren und Lungenbläschen, den Bronchiolen und den Alveolen. In den kleinen Lungenbläschen läuft der eigentliche Atmungsvorgang ab: die Abgabe von Kohlendioxid im Austausch gegen die Aufnahme von Sauerstoff.

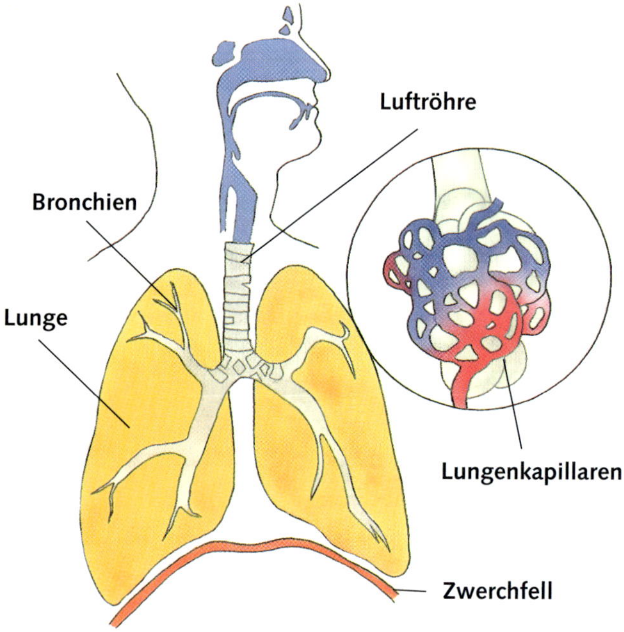

Schema der Atemwege

Während der Einatmens bewegen sich die Rippen nach oben und nach außen und die unter der Lunge liegende große Muskelplatte, das Zwerchfell, nach unten. Dadurch erweitert sich der Brustkorb und sauerstoffreiche Luft wird durch die Luftröhre in die Lungen eingesaugt. Beim Ausatmen ist es genau umgekehrt: Die Rippen bewegen sich nach unten und innen und das Zwerchfell nach oben. In der Folge zieht sich der Brustkorb zusammen und presst die Luft, die nun mehr Kohlendioxid als Sauerstoff enthält, durch Nase und Mund aus dem Körper hinaus.

Luftröhre

Die durch die Nase oder den Mund eingeatmete Luft wird zunächst beim Durchströmen der Nasen- und Rachengänge angewärmt und angefeuchtet, anschließend strömt sie weiter in die Luftröhre (Trachea). Dieser aus Knorpelspangen und Bindegewebe bestehende »Schlauch« ist innen mit glatter Muskulatur und Schleimhaut ausgekleidet und verbindet den Kehlkopf mit dem Bronchialbaum – jene Stelle, an der sich die Luftröhre in die beiden Hauptbronchien teilt.

Bronchien

Als Bronchien bezeichnet man die Hohlorgane der Lunge, die nach der Luftröhre zur Weiterleitung der Atemluft dienen. Nach dem Bronchialbaum verzweigen sich nach rechts und nach links je eine Hauptbronchie, die in die rechte und linke Lungenwurzel münden. Nach ihrem Eintritt in die Lunge verästeln sich die Hauptbronchien jeweils in viele, immer zarter werdende Zweige – wie ein Baumstamm seine Äste und Zweige trägt. Der Aufbau der Bronchien entspricht im Wesentlichen dem der Luftröhre. Die feinsten Verästelungen der Bronchien werden Bronchiolen genannt; sie sind mit glatter Muskulatur und feinen Flimmerhärchen ausgestattet und besitzen seitliche Ausbuchtungen, die Lungenbläschen (Alveolen). Dort findet der Gasaustausch, die Abgabe von Sauerstoff an das Blut, statt.

Heilanzeigen

Die Reflexzonenmassage der Atemwegszonen kann folgende Beschwerden bessern:

- Krampfhusten und Asthmaanfall: starkes Aktivieren der Luftröhrenzonen an beiden Füßen gleichzeitig mit Daumen und Zeigefinger (Zangengriff)
- Verspannungen und Schmerzen im Zwischenrippenraum: wie bei Krampfhusten
- Bronchitis: beruhigende Massage der Bronchienzonen

Die Zonen von Herz und Kreislauf

Die Massage der Herz- und Kreislaufzonen beeinflusst zahlreiche Störungen in diesem Bereich sehr positiv beziehungsweise trägt dazu bei, diese Beschwerden bereits im Vorfeld zu vermeiden.

Bei den Zonen des Herzens gibt es eine Besonderheit: Es finden sich nicht nur die dem Organ zugehörigen Reflexzonen, sondern auch Bezugszonen. Da das Herz in der linken Körperhälfte platziert ist, liegt auch die zu diesem wichtigen Organ gehörende Bezugszone am linken Fuß: an der linken Fußsohle unter der Ballenauftrittsfläche, zwischen zwei gedachten Linien von den Zehengrundgelenken der zweiten und dritten Zehe aus nach unten. Die Organzone des Herzens finden Sie an beiden Füßen – von der Mitte des ersten Mittelfußknochens ausgehend bis hinauf zum Grundgelenk der großen Zehe. Die Kreislaufzonen liegen in den Furchen zwischen den Mittelfußknochen auf beiden Fußrücken.

Wann muss nun die Herzzone selbst und wann die Bezugszone des Herzens behandelt werden? In der Regel gilt: Zur allgemeinen Harmonisierung und zur Gesundheitsvorsorge sollte man beide Zonen massieren, bei nervösen und akut auftretenden Herzbeschwerden nur die Bezugszone.

Das Kreislaufsystem besteht aus dem Herzen, den Blutgefäßen – Arterien, Venen und Kapillaren – sowie dem lymphatischen System, da dieses eng an den Blutkreislauf gekoppelt ist. Die Reflexzonen des Lymphsystems sowie seine Organe und Funktionen wurden bereits auf Seite 60ff. dargelegt.

Die Lage der Bezugszone des Herzens auf der linken Fußsohle und der Kreislaufzonen auf den Fußrücken

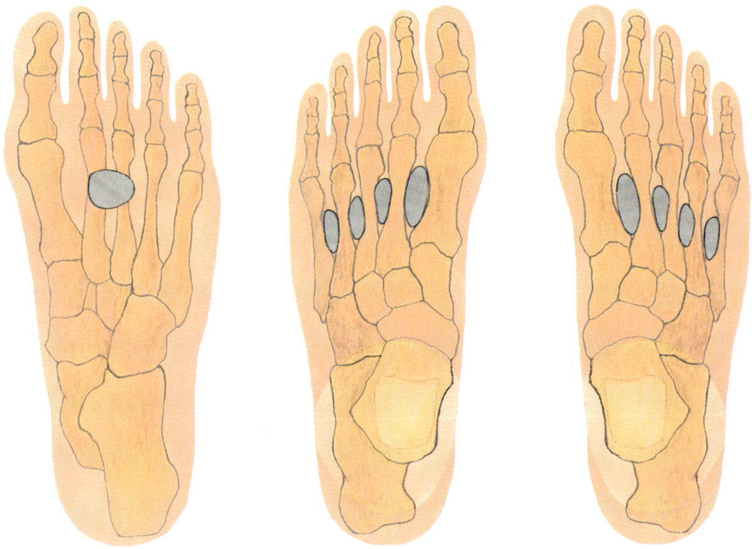

Herz

Herzrhythmusstörungen und koronare Herzerkrankungen lassen sich durch regelmäßige Reflexzonenmassagen deutlich bessern.

Das Herz, davon zeugen unzählige Märchen, Lieder und Gedichte, ist das Zentrum des Menschen, der Sitz seiner Seele und seiner Emotionen. Nicht nur im seelisch-emotionalen Bereich steht das Herz im Mittelpunkt, sondern auch auf der körperlichen Ebene: Wenn es aufhört zu schlagen und damit die Versorgung des Gehirns und der Zellen des Körpers mit sauerstoffreichem Blut unterbricht, erlahmen in kürzester Zeit alle unsere Lebensfunktionen.

Das muskulöse faustgroße Hohlorgan liegt in der Brusthöhle, etwas links hinter dem Brustbein. Wenn man die Hand in Höhe der fünften und sechsten Brustrippe auflegt, dort wo die Herzspitze gegen die Brustwand stößt, kann man deutlich fühlen, wie es schlägt. Dies tut es im Durchschnitt über 100 000-mal am Tag – pro Minute etwa 70 Schläge. Dabei pumpt es etwa 7 000 bis 8 000 Liter des roten Lebenssaftes von den Venen in die Arterien und von dort durch unseren Körper, und zwar über eine Entfernung – wenn man die Länge der Blutgefäße nimmt und addiert – von rund 100 000 Kilometern. Eine erstaunliche Leistung!

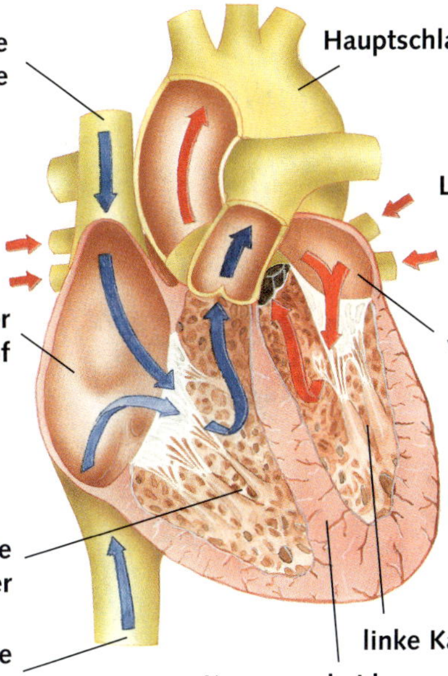

Eine Scheidewand, das Septum, trennt das Herz in eine linke und rechte Hälfte. Die Hälften bestehen jeweils aus einem dünnwandigen Vorhof und einer dickwandigen Herzkammer. Die linke Hälfte ist verantwortlich für den Körperkreislauf, die rechte für den Lungenkreislauf. Sauerstoffarmes Blut strömt in den rechten Vorhof und wird durch die Herzklappe in die rechte Herzkammer gepresst. Von dort pumpt es die Lungenarterie in die Lungen, in denen das Blut wieder mit Sauerstoff angereichert wird und durch die Lungenvenen zurück in den linken Vorhof fließt. Das sauerstoffreiche Blut strömt weiter in die linke Herzkammer und wird von hier über die Aorta in den Körperkreislauf gepumpt.

Der Herzschlag unterliegt der Steuerung durch das autonome Nervensystem. Bei vermehrter Anstrengung und Stress beschleunigt sich der Herzschlag, um den erhöhten Bedarf an sauerstoffreichem Blut decken zu können.

Blutgefäße

Bei den Blutgefäßen unterscheidet man zwischen Arterien, Venen und Kapillaren. Erstere sind die größten Blutgefäße, sie transportieren sauerstoffreiches Blut vom Herzen zu den Körperzellen. Die im Durchmesser kleineren Venen führen sauerstoffarmes Blut aus dem Körper wieder dem Herzen zu. Die feinsten Blutgefäße sind die Kapillaren, durch deren Wände das Blut in die umliegenden Gewebe austritt. Diese feinen Gefäße sorgen dafür, dass auch die entlegensten Bereiche des Körpers mit Blut versorgt werden, denn sie erreichen jeden »Winkel«.

Spezielle Vorrichtungen in den Venen, die Venenklappen, stellen sicher, dass das sauerstoffarme Blut nicht in die falsche Richtung – vom Herzen weg – fließen kann.

Heilanzeigen

Die Reflexzonenmassage der Herz- und Kreislaufzonen kann folgende Beschwerden bessern:

- Blutdruckprobleme (zu hoher oder zu niedriger): Spezialgriff am Fußrücken, bei dem Sie mit einem leichten Zangengriff entlang der Furchen der Mittelfußknochen in Richtung der Zehenzwischenräume streifen
- Kreislaufstörungen: wie bei Blutdruckproblemen
- Nervöse und akut auftretende Herzbeschwerden: Aktivieren der Bezugszone des Herzens
- Stärkung des Herzens und Vorbeugug von Herzbeschwerden: Aktivieren der Herzzone und der Bezugszone

Unser Lebensmotor und die wichtigsten Leitbahnen des Blutes durch den Körper

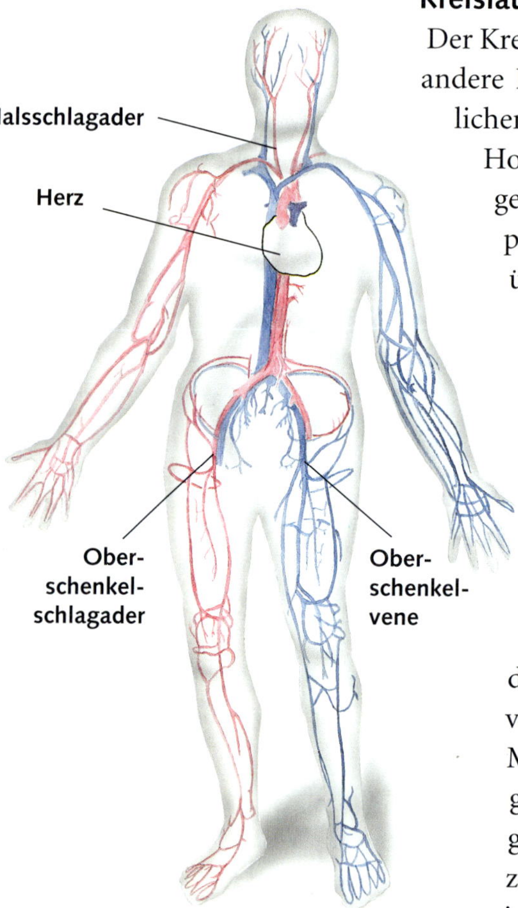

Kreislaufsystem

Der Kreislauf ist dafür verantwortlich, dass Blut und andere Körperflüssigkeiten sowie die darin befindlichen Substanzen wie beispielsweise Nährstoffe, Hormone und Abwehrzellen durch unseren gesamten Körper transportiert und jede Körperzelle damit versorgt wird. Darüber hinaus übernimmt das Kreislaufsystem auch den Abtransport von Schlackenstoffen und Abfallprodukten des Stoffwechsels aus den verschiedenen Körpergeweben, indem es diese über das Blut der Leber und den Nieren zuführt (siehe Seite 75f.).

Die Zonen von Solarplexus und Zwerchfell

Die Zone des Zwerchfells liegt unterhalb des Quergewölbes auf beiden Fußsohlen und verläuft in einem Bogen über den gesamten Mittelfußbereich. Der Solarplexus (Sonnengeflecht), der am Körper oberhalb der Magengrube liegt, ist ein wichtiges Nervenzentrum. Seine Reflexzone beschränkt sich jedoch auf eine kleine Region direkt unterhalb des Ballens. Ihre Massage hat eine sehr positive Wirkung, die sich auf den gesamten Organismus erstreckt: Sie ist überaus entspannend, lindert Nervosität, verhilft zu einer tieferen Atmung und steigert somit das allgemeine Wohlbefinden (siehe Seite 97).

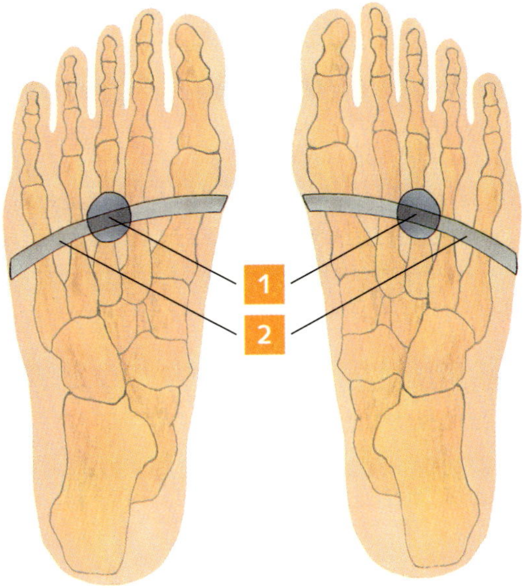

Die Lage der Zonen von Solarplexus und Zwerchfell an den Fußsohlen

1 **Solarplexus**
2 **Zwerchfell**

Solarplexus

Der Solarplexus, auch Sonnengeflecht genannt, liegt exakt hinter der Magenwand, oberhalb der Magengrube. Dabei handelt es sich um ein engmaschiges Netzwerk autonomer Nerven, welche den Bauchraum unterhalb des Zwerchfells versorgen. Seine Beinamen »Bauchgehirn« oder »nervöse Schaltstelle« deuten auf die wichtigen Funktionen des Solarplexus innerhalb des vegetativen Nervensystems hin.

Zwerchfell

Diese große, kuppelförmige Muskelplatte ist der wichtigste Muskel für die Atmung (siehe Seite 66). Das Zwerchfell trennt den Brustraum vom Bauchraum.

Heilanzeigen

Die Reflexzonenmassage der Zonen von Sonnengeflecht und Zwerchfell kann folgende Beschwerden bessern:

- Stress, Nervosität, Schlafstörungen, innere Unruhe, Ängste: Aktivieren der Zonen von Sonnengeflecht und Zwerchfell
- Alle nervös bedingten sonstigen Beschwerden: ebenfalls Aktivieren der beiden Zonen

Die Nerven des Sonnengeflechts bewirken jenes Gefühl, das jedem als »Schmetterlinge im Bauch« bekannt ist und das sich bei großer Aufregung, Nervosität und Angst, aber auch bei Freude einstellt.

Die Zonen der Verdauungsorgane

Angesichts der anatomischen Lage der Verdauungsorgane, ihrer Größe und auch aufgrund ihrer Bedeutung für die Erhaltung der Körperfunktionen sowie für die Versorgung unseres Körpers nehmen die zugeordneten Reflexzonen viel Raum ein.

Die Lage der Zonen der Verdauungsorgane an den Fußsohlen

1 Speiseröhre
2 Mageneingang
3 Magen
4 Bauchspeicheldrüse
5 Zwölffingerdarm
6 querliegender Dickdarm
7 Dünndarm
8 Bauhinsche Klappe
9 aufsteigender Dickdarm
10 Appendix
11 Magenausgang
12 Gallenblase
13 Leber
14 absteigender Dickdarm

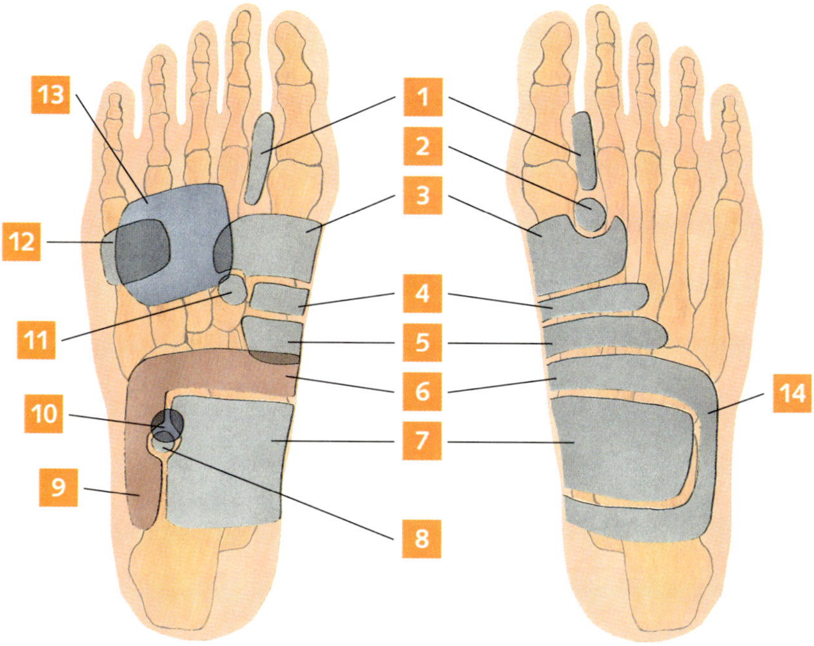

Eine gut funktionierende Verdauung ist ein ausschlaggebender Faktor für Gesundheit und Wohlbefinden. Neben reibungsloser Darmtätigkeit spielt auch die Darmflora eine wichtige Rolle für das Befinden.

Die Reflexzone der Speiseröhre liegt an beiden Füßen im Zwischenraum zwischen Großzehe und zweiter Zehe und zieht sich hinunter bis in die Mitte zwischen erstem und zweitem Mittelfußknochen.

Die Zone des Magens beginnt innen am Fuß, etwa in der Mitte des ersten Mittelfußknochens und verläuft von dort halbkreisförmig zum zweiten Mittelfußknochen, um wieder innen am Fuß auf der gelenkigen Verbindung zwischen erstem Mittelfußknochen und erstem Keilbein zu enden. Direkt darunter liegt die Zone der Bauchspeicheldrüse und erstreckt sich zur Mitte des Fußgewölbes bis einschließlich des dritten Mittelfußknochens. Weiter nach unten anschließend ist die Zone des Zwölffingerdarms platziert, die sich bis unterhalb des dritten Mittelfußknochens hinzieht.

Die Reflexzonen von Dünn- und Dickdarm finden Sie im unteren Drittel der beiden Fußsohlen; die des aufsteigenden Dickdarms verläuft vom äußeren Fußwurzelgebiet des rechten Fußes quer über die Sohlen beider Füße (querliegender Dickdarm) bis hinüber zum äußeren Fußwurzelgebiet des linken Fußes (absteigender Dickdarm) und münden anschließend zur Fußmitte hin in die Zonen des Mastdarms. Die Dünndarmzone

erstreckt sich großflächig an beiden Fußsohlen – und zwar im mittleren und unteren Drittel des Fußgewölbes, vor der Ferse, und wird von der Dickdarmzone eingerahmt.
Die Mastdarmzonen liegen an beiden Fußinnenseiten unterhalb des Knöchels, auf einer gedachten senkrechten Linie vom Innenknöchel hinunter zur Fußsohle. Direkt über ihnen finden Sie an beiden Füßen die Zonen des Afters.

Die Leberzone ist nur an der rechten Fußsohle zu finden, und zwar im Bereich der Mittelfußknochen: Sie beginnt unterhalb der Gelenke des dritten und fünften Mittelfußknochens am Vorderfuß und erstreckt sich hinunter bis zur Mitte des Fußgewölbes, kurz vor der Gürtellinie.

Die Zone der Gallenblase liegt ebenfalls an der rechten Fußsohle, und zwar innerhalb der Leberzone zwischen dem dritten und vierten Mittelfußknochen.

Da die Verdauungsorgane eine funktionelle Einheit bilden und Störungen eines dieser Organe immer auch die anderen mitbeeinträchtigt, sollten Sie stets die Zonen aller Verdauungsorgane behandeln.

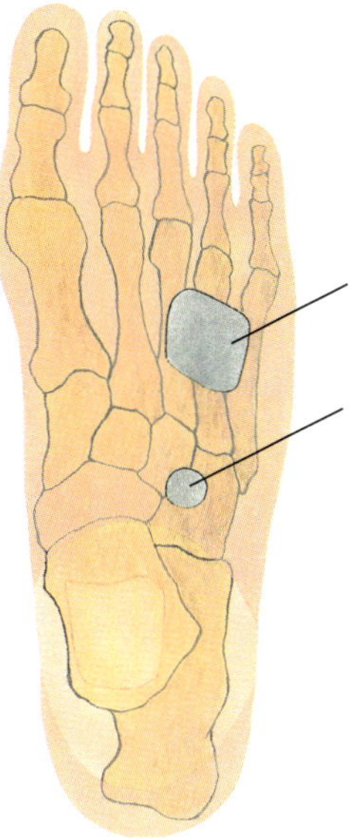

Die Lage der Zonen der Verdauungsorgane auf den Fußrücken

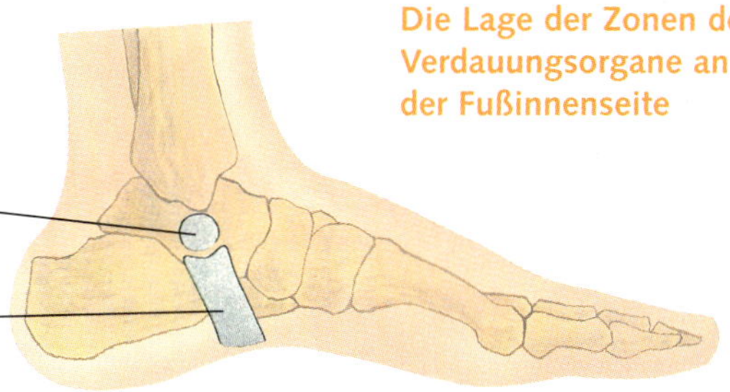

Die Lage der Zonen der Verdauungsorgane an der Fußinnenseite

Speiseröhre

Rachenraum und Magen werden durch die Speiseröhre, einen etwa 25 Zentimeter langen muskulösen Schlauch, miteinander verbunden. Die Speiseröhre, vom Mediziner Oesophagus genannt, liegt hinter der Luftröhre und vor der Wirbelsäule und hat die Aufgabe, die zerkleinerte Nahrung vom Mundraum in den Magen zu transportieren.

Das Verdauungsystem besteht aus einem langen, mit Schleimhäuten ausgekleideten Kanal, der sich von der Mundhöhle bis zum After erstreckt. Seine Gesamtlänge beträgt etwa acht Meter.

Magen

Unser Magen liegt gut geschützt im linken Oberbauch, etwa auf der Höhe des unteren Rippenbogens. Er stellt eine sackartige Erweiterung des Verdauungskanals dar und dient als Nahrungsreservoir – leer gleicht er in etwa einem zusammengeschrumpften Luftballon. Die Aufgabe des Magens besteht darin, den Nahrungsbrei für die Aufnahme in den Zwölffingerdarm – den ersten Abschnitt des Dünndarms – vorzubereiten. Dies geschieht durch den Magensaft, der überwiegend aus Salzsäure besteht und von unzähligen Drüsenzellen (rund 35 Millionen!) in der Magenschleimhaut abgesondert wird. Je nach Art der genossenen Speisen verweilt der Nahrungsbrei zwischen einer und fünf Stunden im Magen, um danach in den Zwölffingerdarm zu gelangen.

Dünndarm

Im Dünndarm, zu dem auch der Zwölffingerdarm gehört, findet der größte Teil der Verdauung statt. Auf einer Länge von etwa vier Metern wird der Nahrungsbrei in einfache Bestandteile zerlegt. Die verwertbaren Stoffe werden von den Blut- und Lymphgefäßen in der Darmwand, den Zotten, aufgenommen und über den Kreislauf den Körpergeweben zugeführt.

Die Bewegungen des Verdauungsschlauchs zum Weitertransport (Peristaltik) erfolgen in Schüben und unterliegen der Steuerung durch autonome Nerven. Sie sind also nicht willentlich zu beeinflussen.

Dickdarm

Der Dickdarm umgibt den Dünndarm wie ein Rahmen und unterteilt sich in den Blinddarm, in einen aufsteigenden Abschnitt auf der rechten Bauchseite nach oben, einen querliegenden hinüber zur linken Bauchseite und einen absteigenden Abschnitt hinunter in den linken Unterbauch; er mündet in den Mastdarm und After. Im Dickdarm wird dem Speisebrei weiterhin Wasser entzogen, sodass er langsam zu Kot verdickt. Daneben befinden sich in diesem Darmabschnitt auch viele Bakterien (Darmflora), welche die Krankheitserreger aus der Nahrung unschädlich machen und Vitamine produzieren. Alles, was im Darmtrakt nicht verarbeitet und dem Körper wieder zugeführt werden konnte, wie beispielsweise abgestorbene Bakterien, Schleim oder Fasermaterial (Ballaststoffe), wird eingedickt, zum After weitergeleitet und dort ausgeschieden.

Leber

Sie ist das größte innere Organ unseres Körpers und befindet sich im rechten Oberbauch unterhalb des Zwerchfells. Die Leber hat überaus wichtige Aufgaben zu erfüllen: Zum einen dient sie der Verarbeitung von Kohlehydraten, Fetten und Eiweißen, zum anderen der Speicherung und der Reinigung des Blutes, der Speicherung von Eisen, der Bereitung von Harnstoff sowie natürlich der Entgiftung des gesamten Organismus. Darüber hinaus produziert sie Galle, jene Flüssigkeit, die der Körper zur Verdauung und Verwertung von Fett benötigt.

Gallenblase

Über den Gallengang fließt die in der Leber gebildete Galle in die Gallenblase, wo sie gespeichert und bei Bedarf freigesetzt wird.

Verdauung bedeutet die Aufnahme von Stoffen und deren Verarbeitung. Im übertragenen Sinn ist sie ein Spiegelbild unserer Auseinandersetzung mit der Umwelt und den Lebensumständen.

Bauchspeicheldrüse

Die im Durchschnitt 15 Zentimeter lange Bauchspeicheldrüse liegt quer im Oberbauch, hinter dem Magen, und ist zuständig für die Produktion von Verdauungssaft. Dieser Saft enthält zahlreiche Enzyme, die der Verdauung von Eiweiß, Kohlehydraten und Fett dienen. Zudem werden in der Bauchspeicheldrüse Hormone gebildet, unter anderem das Insulin und sein Gegenspieler, das Glukagon – diese beiden Hormone regulieren den Blutzuckerspiegel im Körper.

Heilanzeigen

Die Reflexzonenmassage der Zonen der Verdauungsorgane kann folgende Beschwerden bessern:

- Nervösen Magen und Magenschleimhautentzündung: Sedieren der Magenzonen für jeweils 10 Sekunden
- Hämorrhoiden: beruhigende Massage der Afterzonen
- Durchfall und Verstopfung: aktivierende Massage der Darmzonen
- Mangelnde Magensäurebildung: Aktivieren der Magenzonen
- Verdauungsstörungen sowie nervöse Reizzustände des Darms: beruhigende Massage der Darmzonen

Die Harnwegs- und Nierenzonen

Die Fußzonen von Nieren, Harnleiter und Harnblase besitzen eine auffallend große Ähnlichkeit mit ihren Bezugsorganen. Vor allem die Zonen der Nieren und Nebennieren, die sich an beiden Füßen zwischen dem zweiten und dritten Mittelfußknochen, etwa in der Mitte des Fußsohlengewölbes befinden, haben die Form einer Niere.

Die Lage der Harnwegs- und Nierenzonen an den Fußsohlen

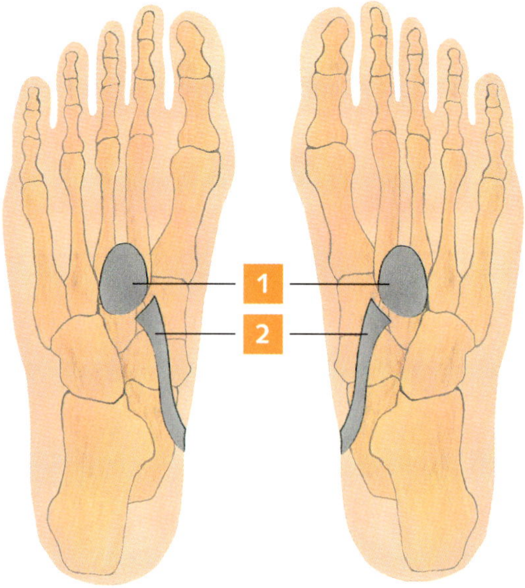

1 Niere
2 Harnleiter
3 Harnblasenzone
4 Blasenschließmuskelzone

Die Lage der Harnwegs- und Nierenzonen an der Fußinnenseite

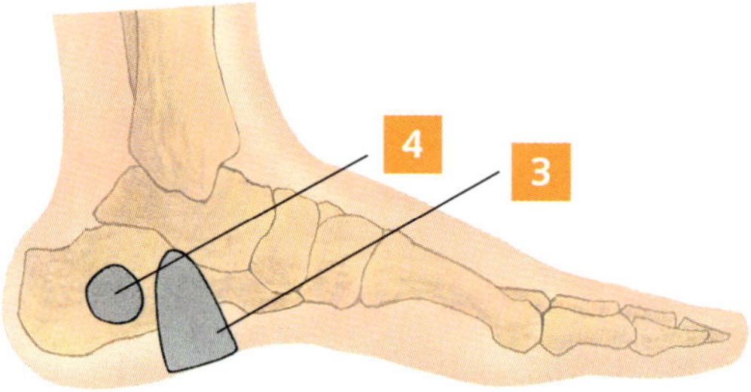

Da Blutdruck und Nierenfunktionen eng zusammenhängen, lässt sich über die Massage der Nierenzonen auch der Blutdruck regulieren.

Die Zonen der beiden Harnleiter finden Sie ebenfalls an beiden Fußsohlen gleich an die Nierenzonen anschließend, schräg nach unten zur Fußinnenseite in Richtung Ferse verlaufend. Die Reflexzone der Harnblase liegt an der Fußinnenseite, auf dem schnabelartigen Vorsprung des Fersenbeines; sie ist meist als kleines Gewebepölsterchen deutlich erkennbar. Die Zone des Blasenschließmuskels findet sich direkt dahinter, ein klein wenig weiter in Richtung Ferse gelegen.

Nieren

Diese beiden zehn bis zwölf Zentimeter langen, bohnenförmigen Organe liegen zum einen unter der Leber (rechte Niere) und zum anderen unter der Milz (linke Niere). Die am oberen Ende jeder Niere sitzende »Kappe«, die Nebennierenrinde, gehört zum Hormonsystem (siehe Seite 82f.). Im Einzelnen besteht jede Niere aus einer inneren Schicht, dem Nierenmark, und einer äußeren Schicht, der Nierenrinde.

Eine der Hauptaufgaben der Nieren ist die Ausscheidung von Schlacken- und Abfallstoffen wie Harnstoff und Harnsäure durch die Bildung von Urin. Dazu fließt ungefiltertes Blut aus dem Körperkreislauf über die Nierenarterie in das Nierenmark, wo es gefiltert und an die Nierenrinde weitergeleitet wird. Hier passiert die Flüssigkeit zahllose kleine, von feinen Kapillargefäßen (siehe Seite 69) umgebene Kanäle, die so genannten Tubuli. Sie dienen der Wiedergewinnung des größten Teils des Wassers und verwertbarer Substanzen. Nach dieser »Prozedur« fließt das gereinigte Blut über die Nierenvene wieder in den Körperkreislauf. Der dabei als Abfallprodukt anfallende Urin wird im Nierenbecken gesammelt und gelangt von dort in die beiden Harnleiter.

Die Nieren bekommen im Verlauf eines Tages immense Mengen an Blut zugeführt: Etwa alle sechs Minuten durchströmt das gesamte Körperblut die Nieren, das macht pro Tag rund 1500 Liter.

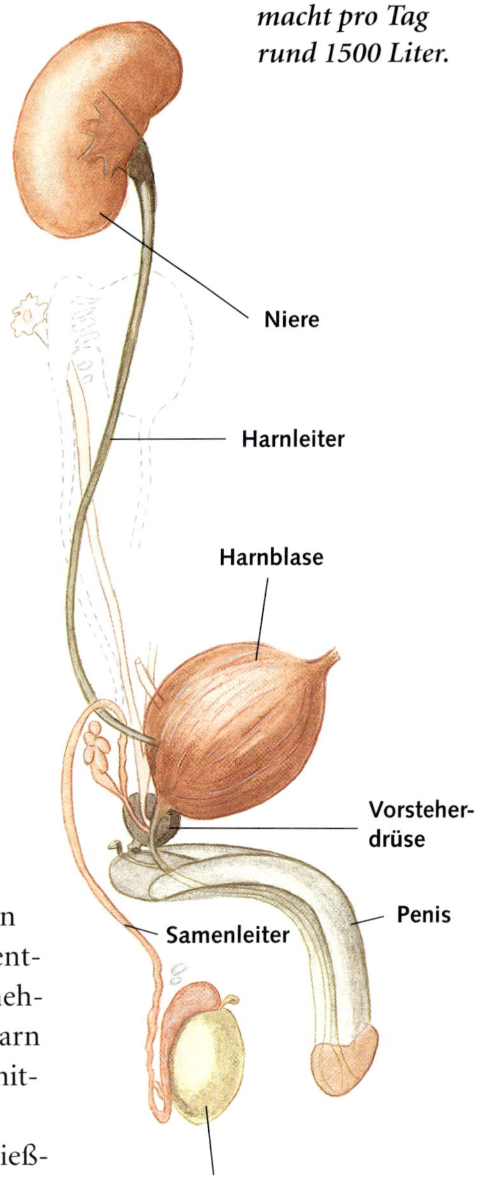

Harnleiter

Diese beiden etwa 30 Zentimeter langen Muskelschläuche verbinden die Nieren mit der Harnblase. Sie verlaufen vor den Lendenwirbeln abwärts und leiten den in den Nieren gebildeten Urin in die Harnblase.

Blase

Die Harnblase, ein muskulöses Hohlorgan, liegt im kleinen Becken hinter der Schambeinfuge und dient als Sammelreservoir für den Urin. Sobald Urin aus den beiden Harnleitern in die Blase tropft, entspannen sich die Blasenwände, um diesen aufzunehmen – ist die Blase mit etwa einem Viertel Liter Harn gefüllt, werden Nervensignale an das Gehirn übermittelt und so der Harndrang ausgelöst.
Der Abfluss des Harns wird durch die Blasenschließmuskeln geregelt. Das sind zwei Muskelringe, die den

Die Nieren und Harnwege stehen für Emotionen und Partnerschaft – Störungen in diesen Organen sollten demgemäß stets auch mit Blick auf Probleme in diesen Bereiche gesehen werden.

Ausgang zur Harnröhre fest geschlossen halten und die willentlich zur Entspannung und damit zur Öffnung veranlasst werden können, sodass der Urin über die Harnröhre ausgeschieden wird.

Heilanzeigen

Die Reflexzonenmassage der Harnwegs- und Nierenzonen kann folgende Beschwerden bessern:

- Nierengrieß: sanftes Aktivieren der Nierenzonen zur Unterstützung der Ausschwemmung
- Harnträufeln: Aktivieren der Blasenschließmuskelzone
- Harnverhalten: sedierende Massage der Blasenschließmuskelzone
- Bettnässen: Aktivieren der Blasenschließmuskelzone und Sedieren der Solarplexuszone (siehe Seite 97)
- Blasenreizung oder -entzündung: Sedieren der Blasenzone

Die Zonen der Beckenorgane

Im Beckenbereich liegen neben den Harnwegs- auch die Geschlechtsorgane: bei Frauen die Eierstöcke, Gebärmutter und Eileiter, bei Männern Prostata (Vorsteherdrüse) und Hoden.

Die weiblichen Beckenorgane

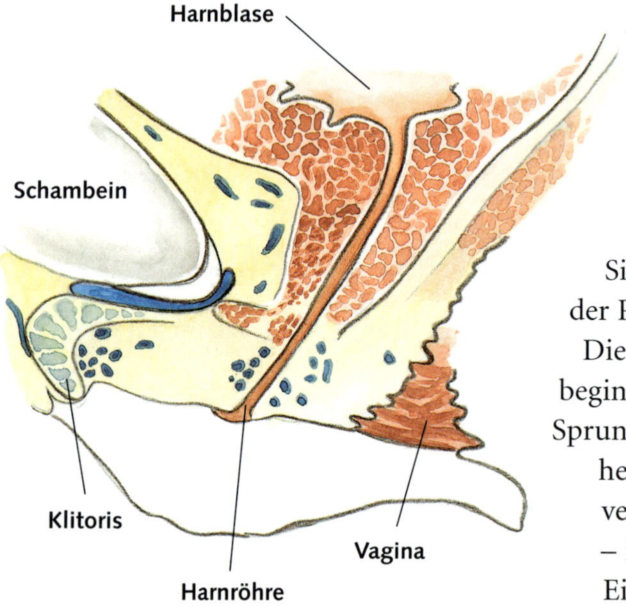

Die Reflexzonen der Keimdrüsen, also der Eierstöcke beziehungsweise der Hoden, liegen jeweils an den Fußaußenseiten – direkt unterhalb des Außenknöchels.

An der Fußinnenseite, ebenfalls direkt unterhalb des Knöchels, finden Sie die Reflexzonen der Gebärmutter und der Prostata.

Die Zone des Eileiters und des Leistenkanals beginnt an der Fußaußenseite oberhalb des Sprungbeines und verläuft um den Fußrücken herum bis zur Fußinnenseite. Diese Linie verbindet die beiden Reflexzonenbereiche – innen Gebärmutter und Prostata, außen Eierstöcke und Hoden – miteinander.

Eierstöcke

Die Eierstöcke sind etwa drei Zentimeter lang. Diese weiblichen Geschlechtsdrüsen liegen zu beiden Seiten der Gebärmutter im unteren Beckenbereich. In ihnen werden die befruchtungsfähigen Eizellen sowie die beiden Hormone Östrogen und Progesteron gebildet, welche unter anderem den monatlichen Zyklus steuern.

Die Lage der Zonen der Beckenorgane an der Fußinnenseite und Fußaußenseite

1 Ei- und Samenleiter/ Lymphdrüsen des Leistenbereiches
2 Eierstöcke/Hoden
3 Gebärmutter/ Vorsteherdrüse

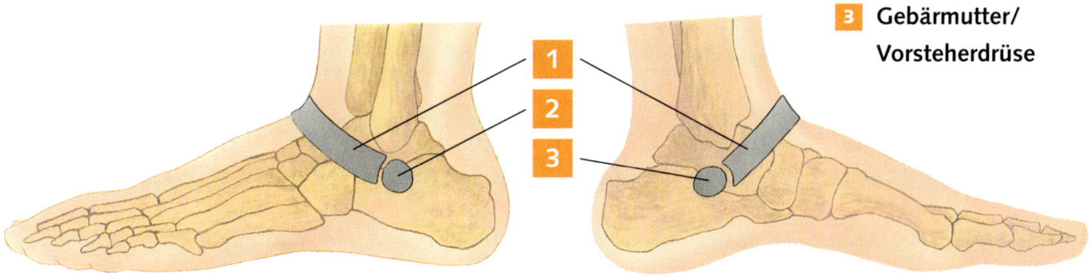

Fußaußenseite Fußinnenseite

Eileiter

Die beiden Eileiter, jeweils etwa zwölf Zentimeter lange Kanäle, verbinden Eierstöcke und Gebärmutter und dienen dem Transport der nach dem Eisprung ausgestoßenen reifen Eizellen in die Gebärmutterhöhle. Dies geschieht durch das rhythmische Schlagen feinster Flimmerhärchen, die aus der Zellschicht hervorlugen, welche die Eileiter auskleidet. Darüber hinaus findet in den Eileitern auch die Durchmischung der Spermien mit den Eizellen und damit unter Umständen auch die Befruchtung statt.

Vier Tage dauert die Reise der Spermien von der Scheide über die Gebärmutter hinauf zu den Eileitern; während dieser so genannten »Tubenwanderung« bleiben die Samenzellen voll befruchtungsfähig.

Gebärmutter

Am oberen Ende der Scheide, hinter der Harnblase und vor dem Mastdarm, liegt die Gebärmutter. Dieses birnenförmige Hohlorgan ist innen mit einem dicken Drüsenepithel sowie zahllosen Flimmerhärchen ausgekleidet und wird durch Bänder und Muskelfasern in seiner Lage gehalten. Durch eine dicke Muskelschicht nach außen geschützt, kann die Gebärmutter im Bedarfsfall eine sichere Wiege für neuentstehendes Leben bieten. Außer das Ungeborene zu schützen, hat die Gebärmutter auch die Aufgabe, den Fötus zu ernähren.

Die Massage der Reflexzonen der Geschlechtsorgane hat sich als sehr erfolgreich zur Regulierung der Funktionen dieser Organe sowie der hormonellen Vorgänge im Körper erwiesen.

Hoden

Die beiden pflaumenförmigen Hoden liegen außerhalb des Körpers im Hodensack, einer dunkelpigmentierten Hauttasche hinter dem Penis. Am hinteren Ende des Hodensacks treten Samenleiter, Samenstrang sowie Nerven in die Hoden ein und aus. Der Samenleiter dient der Beförderung der Spermien zur Harnröhre in den Penis (siehe Seite 77).

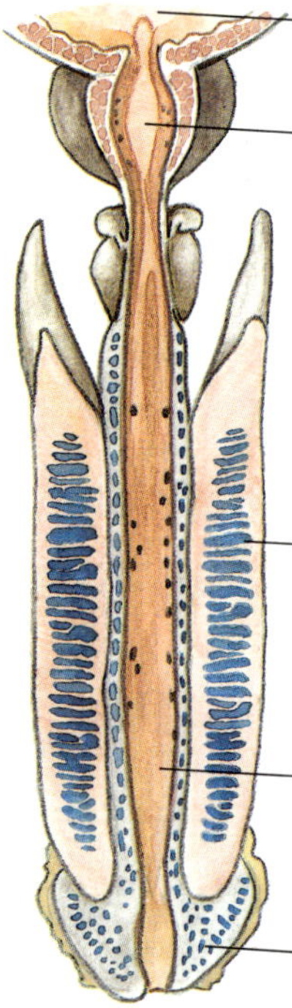

Querschnitt durch den Penis

Prostata

Die Vorsteherdrüse umgibt den ersten Abschnitt der Harnröhre gleich unterhalb der Blase und produziert Sekrete, die der Erhaltung der Spermienaktivität und gewissermaßen als »Treibstoff« der männlichen Samenzellen dienen. Denn die Prostatasekrete enthalten unter anderem Fruchtzucker – auch »Spermazucker« genannt – welcher die Spermien »ernährt« und gewährleistet, dass ihnen genügend Energie zur Bewegung innerhalb des Samenleiters und später im Eileiter der Frau zur Verfügung steht.

Heilanzeigen

Die Reflexzonenmassage der Zonen der Beckenorgane kann folgende Beschwerden nachhaltig bessern:

- Periodenbeschwerden (Schmerzen, Krämpfe etc.): Sedieren aller Beckenorganzonen, jeweils immer zwei Tage vor dem Eisprung sowie zwei Tage vor Beginn der Menstruation
- Unregelmäßige Periode: aktivierende Massage der Hypophysenzone und längere aktivierende Massage aller Zonen der Beckenorgane

Alles eine Frage der richtigen Temperatur ...

Die normale Körpertemperatur von etwa 37 °C wäre der Produktion der Samenzellen abträglich. Dieses Problem hat die Natur gelöst, indem sie die Fabrikationsstätten der Samen in den Hodensack außerhalb des Körpers verlagert hat. Dort sind die Temperaturen um zwei bis drei Grad niedriger, und somit sind optimale Bedingungen zur Arterhaltung gegeben – wohlgemerkt nur bei männlichen Säugetieren, die auf dem Land leben.

Bei wasserlebenden Säugern, wie beispielsweise Wal oder Seelöwe, befinden sich die Hoden innerhalb des Körpers, da ihr Lebensraum Wasser beziehungsweise Polarkreis wiederum zu kalt wäre.

In den vielen hundert Samenkanälchen der Hoden werden täglich an die 200 Millionen Samenzellen sowie das »Männlichkeitshormon« Testosteron produziert. Das Testosteron ist unter anderem verantwortlich für die Ausbildung der typischen männlichen Geschlechtsmerkmale wie etwa Körperbehaarung, Bartwuchs und tiefe Stimme sowie eine im Vergleich zur Frau größere Muskelmasse und grundsätzlich höhere Aggressionsbereitschaft.

Die Zonen der endokrinen Drüsen

Das System der endokrinen Drüsen ist über den gesamten Körper verteilt. Die endokrinen Drüsen produzieren Substanzen, die direkt in den Blutkreislauf übergehen: die Hormone (im Gegensatz zu exokrinen Drüsen, wie die Schweißdrüsen, die Sekrete nach außen ausscheiden). Hormone sind körpereigenen Botenstoffe, die im Zusammenspiel mit dem Nervensystem alle Vorgänge des Stoffwechsels, des Wachstums, der Fortpflanzung sowie des emotionalen Befindens steuern. Der »Boss« der endokrinen Drüsen ist die Hirnanhangsdrüse (Hypophyse, siehe Seite 52). Die von ihr gebildeten Hormone beeinflussen und steuern die meisten anderen Hormondrüsen unseres Körpers.

Das wichtigste »Produkt« der endokrinen Drüsen sind die Hormone, die via Blutkreislauf lebenswichtige Botschaften bis in die entlegensten Bereiche des Körpers übermitteln.

Die Zone der Schilddrüse liegt auf beiden Fußsohlen direkt am Ballen, unterhalb der gelenkigen Verbindung zwischen Zehenglied und erstem Mittelfußknochen (Grundgelenk der großen Zehen). Sie finden sich – in verkleinerter Ausgabe – noch mal am Fußrücken an der gleichen Stelle. Wiederum an den Fußsohlen, in der Mitte des Fußgewölbes, zwischen dem zweiten und dritten Mittelfußknochen verlaufen die Nebennierenzonen halbkreisförmig schräg nach oben. Die Milzzone befindet sich ausschließlich auf der linken Fußsohle, und zwar an der Außenseite, etwa in der Mitte der Strecke zwischen dem Grundgelenk der vierten Zehe und der Ferse.

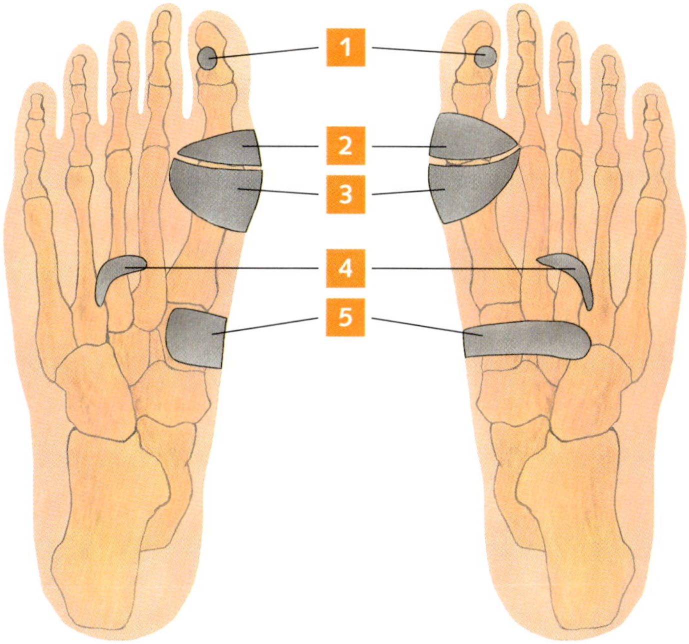

Die Lage der Zonen der endokrinen Drüsen an den Fußsohlen

1 Hypophyse
2 Nebenschilddrüse
3 Schilddrüse
4 Nebenniere
5 Bauchspeicheldrüse

Die Milz gehört ebenfalls zu den endokrinen Drüsen, wurde jedoch bereits im Zuge der Lymphzonen auf Seite 63 ausführlich erläutert.

Schilddrüse

Im Hals, rund um die Luftröhre gelegen, produziert die Schilddrüse zwei Hormone. Eines davon, das Thyroxin ist für die Wachstumsvorgänge im Körper von größter Bedeutung. Darüber hinaus steuert die Schilddrüse die Geschwindigkeit der Stoffwechselvorgänge und hält den Kalziumspiegel im Blut konstant.

Nebennieren

Diese beiden endokrinen Drüsen sitzen wie kleine Mützen am oberen Pol der Nieren (siehe Seite 76f.) und unterteilen sich gemäß ihrer Funktionen in zwei unterschiedliche Bereiche: Nebennierenmark und Nebennierenrinde. Im Mark werden die beiden lebenswichtigen Hormone Adrenalin und sein Gegenspieler Noradrenalin gebildet, die auf das sympathische System einwirken: Adrenalin wird bei Angst und Stress verstärkt ausgeschüttet und befähigt den Körper zur entsprechenden Reaktion auf diese Situationen.

In der Nebennierenrinde werden Kortikosteroide produziert, Substanzen, die den Zuckerstoffwechsel regulieren und antiallergische sowie entzündungshemmende Eigenschaften besitzen. Darüber hinaus bildet die Rinde Hormone, welche die Resorption von Wasser und Natrium in den Nieren sowie die Ausscheidung von Kalium steuern und die Produktion der Geschlechtshormone Testosteron, Östrogen und Progesteron in den Keimdrüsen (Eierstöcke und Hoden) stimulieren.

Zur Vorbeugung von jahreszeitlich bedingten Allergien wie Heuschnupfen empfiehlt sich die regelmäßige aktivierende Massage der Nebennierenzonen.

Heilanzeigen

Die Reflexzonenmassage der Zonen der endokrinen Drüsen kann folgende Beschwerden bessern:

- Stärkung des (schwachen) Immunsystems: aktivierende Massage der Nebennierenzonen
- Allergien (Asthma, Heuschnupfen, Kontaktallergien): längeres Aktivieren der Nebennierenzonen
- Schilddrüsenunterfunktion: stärkeres Aktivieren der Schilddrüsenzonen
- Schilddrüsenüberfunktion: Sedieren der Schilddrüsenzonen
- Bauchspeicheldrüsenprobleme: Sedieren der Bauchspeicheldrüsenzonen
- Menstruationsstörungen: Aktivieren der Zonen der endokrinen Drüsen

Langerhanssche Inseln

Die Zellen der Langerhansschen Inseln finden sich als unregelmäßige Häufchen in der gesamten Bauchspeicheldrüse (siehe Seite 75) verteilt. In ihnen werden die beiden Hormone Insulin und Glukagon hergestellt, die für die Regulation des Blutzuckerspiegels unerlässlich sind. Sie gelangen über die Venen der Bauchspeicheldrüse in den Blutkreislauf und werden so im gesamten Körper verteilt.

Heilsame Massage für Körper, Geist und Seele

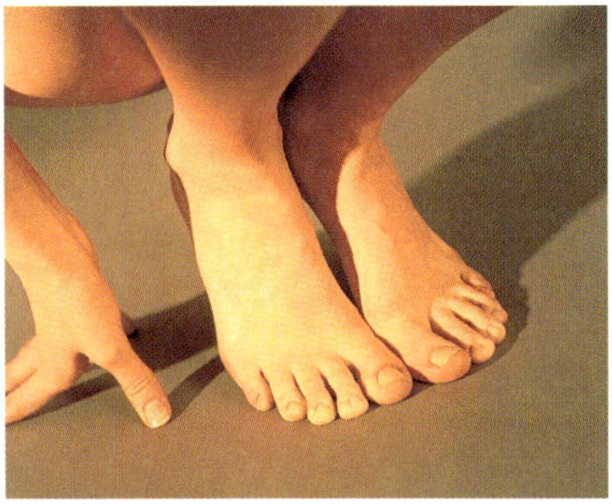

Mit gesunden Füßen sicher und rundum zufrieden im Leben stehen – ein Schritt in diese Richtung ist die Fußreflexzonenmassage.

Sie kennen nun schon die vielfältigen wohltuenden Wirkungen, welche die Massage der Reflexzonen auf den gesamten Organismus entfaltet, und Sie wissen, wo die einzelnen Zonen an den Füßen zu finden sind. Wie Sie in den Genuss des gesundheitsfördernden und heilenden Potentials dieser Behandlung kommen – die Theorie also in die Praxis umsetzen können –, davon handelt dieses Kapitel.

Für gesunde und kranke Tage

Zunächst erfahren Sie, wie Sie in einem Grundprogramm, das Sie zur Vorbeugung einmal wöchentlich durchführen sollten, alle Reflexzonen systematisch durcharbeiten können. Im Anschluss daran wird beschrieben, wie Sie sich bei konkreten Beschwerden mit der Reflexzonenmassage selbst helfen können. Neben der Fußmassage ist hier auch die Reflexzonenmassage der Ohren mit einbezogen.

Grundprogramm: Massage der einzelnen Zonen

Die Massage der Reflexzonen erfolgt grundsätzlich an beiden Füßen. In der Praxis hat es sich bewährt, mit der Massage der Kopfzonen zu beginnen und bei den Zonen der endokrinen Drüsen zu enden.

Die folgende »Rundumbehandlung« sollten Sie im Dienste Ihrer Gesundheit und Ihres Wohlbefindens wenn möglich regelmäßig einmal wöchentlich durchführen. Dazu sollen Ihnen die folgenden Seiten in Wort und Bild als praktische Anleitung dienen. Die Einteilung der Zonen ist dieselbe wie im vorangegangenen Kapitel. Darüber hinaus finden Sie bei den einzelnen Abschnitten jeweils eine Aufzählung der häufig auftretenden Störungen in den betreffenden Organsystemen oder Körperbereichen. Das komplette Grundprogramm dauert etwa eine Stunde. Bevor Sie beginnen, sollten Sie sich noch einmal die allgemeinen Empfehlungen zur Behandlung und den Massagegriffen ins Gedächtnis rufen (siehe Seite 29 bis 39).

Die Massage der Kopfzonen

Ob die Massage der Reflexzonen des Kopfes den Beginn des Grundprogrammes bilden sollten oder die des Bewegungsapparates, ist in Fachkreisen umstritten. Da jedoch der Kopf mit Gehirn und Sinnesorganen eine herausragende Rolle im gesamten körperlichen wie auch seelisch-geistigen Geschehen spielt, wurde hier den Kopfzonen der Vorzug gegeben.

Die Reflexzonen des Kopfes finden Sie überwiegend in den Zehen. Besonders die beiden Großzehen sind hier von Bedeutung, denn in ihnen ist der gesamte Kopfbereich im Kleinen abgebildet.

Der Massage der Kopfzonen kommt in der Reflexzonentherapie eine besondere Bedeutung zu. Denn eine Vielzahl von Beschwerden und Befindlichkeitsstörungen, die durch die Massage zu beeinflussen sind, stehen mit dem Kopfbereich in Zusammenhang.

Häufige Störungen in diesem Bereich

- Diverse Augenentzündungen (z. B. Bindehaut- oder Lidrandentzündung)
- Fehlsichtigkeit
- Halsschmerzen und Heiserkeit
- Kopfschmerzen und Migräne
- Nasennebenhöhlenentzündungen
- Nervliche Störungen
- Ohrentzündungen
- Schwerhörigkeit
- Überbeanspruchung der Stimmbänder
- Zahnbeschwerden: Zahnfleischschwund (Parodontose), Wurzelerkrankungen, Karies

So gehen Sie vor

- Kreisen Sie zunächst langsam nacheinander mit den einzelnen Zehen – das lockert und bereitet auf die nun folgende Behandlung vor.
- Die Behandlung der Kopfzonen beginnt an den großen Zehen mit der Massage der Reflexpunkte für das Gehirn, einschließlich des Hypothalamus und der Zirbeldrüse. Sie liegen im oberen Bereich der großen Zehen – üben Sie

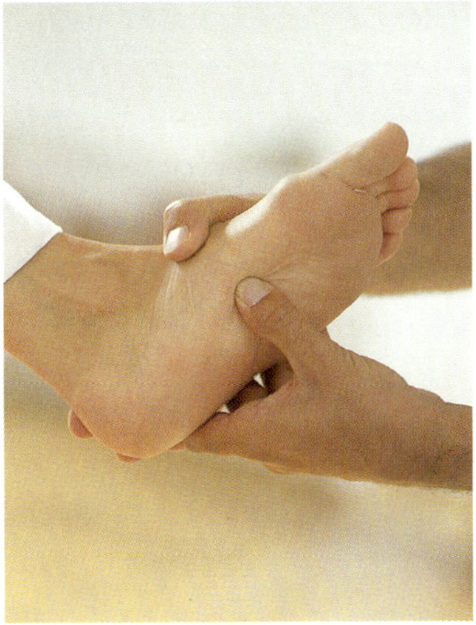

Zum Grundprogramm einer Reflexzonenmassage gehört auch die Behandlung der Solarplexuszone.

Der Zangengriff ist ideal zur Behandlung der Schneidezahnzonen.

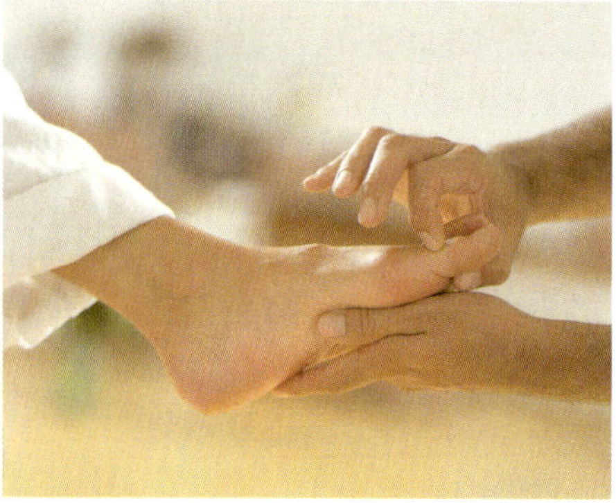

Bei der Massage der Zehenzwischenräume ist Vorsicht geboten, denn viele Menschen leiden an diesen Stellen unter Fußpilz. In diesem Fall dürfen Sie die Zonen der oberen Lymphwege nicht behandeln.

Die Zonen der Augen werden behutsam kreisend massiert.

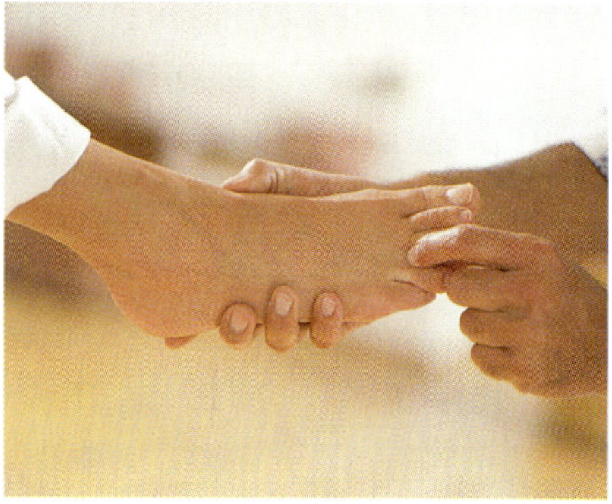

dazu mit dem Daumen auf der Spitze der jeweiligen Großzehe etwas Druck aus. Danach massieren Sie die gesamte große Zehe von oben, von unten, an der Außen- und an der Innenseite mit leicht kreisenden Bewegungen – am einfachsten geht dies mit einem leichten Zangengriff.

- Im Anschluss daran behandeln Sie an der Großzehe die Zonen des Mund-, Nasen- und Rachenraums (der Bereich vom Zehennagel bis zum Großzehengrundgelenk) sowie der Schneidezähne. Dazu halten Sie den Fuß mit der Stützhand fest und massieren mit dem Daumen der anderen Hand quer zur Längsachse des Fußes. Die Schneidezahnzone massieren Sie mit einem leichten Zangengriff.
- Danach folgt die Massage der Kopfzonen an den vier kleineren Zehen, und zwar von der zweiten Zehe nach außen bis zur kleinen Zehe: am Mittelglied der zweiten und dritten Zehe die Zonen der Augen, am Mittelglied der vierten und letzten Zehe die Zonen der Ohren. Massieren Sie alle Zehen von oben, unten und von beiden Seiten; am besten wieder im sanften, leicht rotierenden Zangengriff mit Daumen und Zeigefinger.
- Zur Massage der vier Zehenzwischenräume, an denen die Zonen der oberen Lymphbahnen des Kopfes liegen, empfiehlt es sich, die Zehen mit dem Daumen der anderen Hand zu unterstützen und dann mit einem leichten Zangengriff der anderen Hand unter sanftem Druck kreisend zu massieren.
- Als nächstes massieren Sie die Hirnanhangsdrüsenzone an der Großzehenbeere – etwas länger und aktivierend. Dazu legen Sie die Daumenkuppe ins Zentrum der Großzehenbeere, stützen mit den anderen Fingern die große Zehe ab und lassen dann den Daumen leicht kreisen.
- Als Nächstes kommen der Bereich der Kopfhöhlen, der Stirn- und Nasennebenhöhlen an den Beeren – den Unterseiten – der vier anderen Zehen an die Reihe. Massieren Sie diesen Bereich mit dem gleichen Arbeitsgriff wie die Zone der Hirnanhangsdrüse an der Großzehe: Stützen Sie

dazu den zu behandelnden Fuß mit einer Hand ab und massieren Sie die gesamte Fläche der Zehenbeere mit dem Daumen der anderen, freien Hand. Sobald Sie an der kleinen Zehe angelangt sind, wechseln Sie die Hände und massieren mit dem Daumen die Zehenunterseiten wieder bis vor zur zweiten Zehe.

■ Nun streichen Sie den behandelten Fuß sanft aus (siehe Seite 33) und massieren im Anschluss die Kopfzonen des anderen Fußes wie gerade beschrieben.

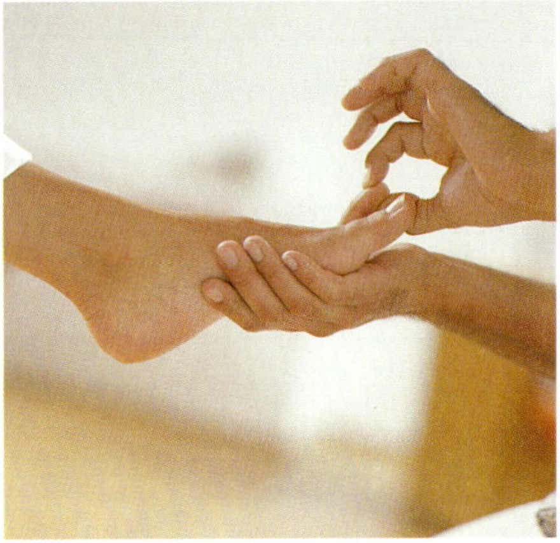

Auch zur Massage der Stirn- und Kiefernhöhlenzonen bietet sich der Zangengriff an.

Die Massage der Zonen des Bewegungsapparates

Die Behandlung der Zonen von Wirbelsäule, Muskeln und Gelenken nimmt ebenso wie die des Kopfbereiches eine zentrale Stellung innerhalb der Fußreflexzonenmassage ein. Zum einen entspannt und harmonisiert sie den gesamten Organismus, zum anderen treten im Bereich des Bewegungsapparates immer häufiger Störungen auf: Heutzutage klagt fast jeder, unabhängig von Alter und Geschlecht, über Rückenschmerzen, Verspannungen im Bereich der Wirbelsäule oder des Nackens und andere Einschränkungen seiner Beweglichkeit.

Es ist natürlich unabdingbar, Fehlhaltungen und einseitige Belastungen, die solchen Beschwerden zugrunde liegen, zu vermeiden und über mehr Bewegung auszugleichen. Doch können Sie mit der Massage der Zonen des Bewegungsapparates, allen voran der der Wirbelsäule, bei akuten Beschwerden eine deutliche Linderung erzielen.

Der Reflexpunkt der Hirnanhangsdrüse findet sich an beiden Großzehenbeeren an jener Stelle, an der der Wirbel des Zehenabdrucks zusammenläuft. Da das Hormonsystem äußerst leicht zu beeinflussen ist, reagiert dieser Punkt auf Druck meist sehr empfindlich.

Häufige Störungen in diesem Bereich

- Bandscheibenvorfall
- Diverse Abnutzungserscheinungen
- Fehlhaltungsschäden
- Gelenkentzündungen
- Gicht und Ischias
- Muskelschwäche und -krämpfe
- Rheumatische Erkrankungen
- Verletzungen wie Prellungen, Stauchungen und Brüche
- Osteoporose

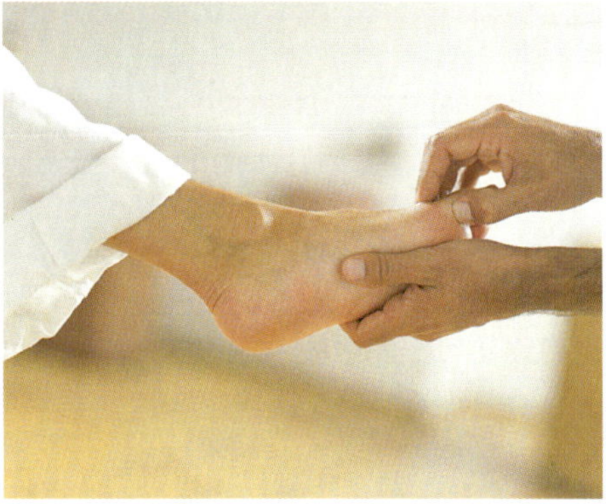

Die Massage der Wirbelsäulenzone beginnt am Grundgelenk der großen Zehe.

So gehen Sie vor

- Die Massage beginnt mit der Behandlung der Halswirbelsäulenzone: Dazu halten Sie den Fuß mit der freien Stützhand im Bereich der Mittelfußknochen fest und massieren mit der Daumenkuppe der anderen Hand quer zur Längsachse des Fußes – tasten Sie sich drückend und leicht kreisend von der Spitze des Großzeh hinunter bis zum Grundgelenk.
- Danach kommt die Reflexzone der Brustwirbelsäule an die Reihe. Hierfür halten Sie den Fuß ebenfalls wieder im Mittelfußknochenbereich und massieren mit dem Daumen der freien anderen Hand: Beginnen Sie am Grundgelenk der großen Zehe und massieren Sie bis knapp vor einer gedachten Linie vom Knöchel nach unten. Massieren Sie wie bei der Halswirbelzone.

Wenn Sie von der großen Zehe aus in Richtung Ferse massieren, spüren Sie etwa in der Mitte der Strecke deutlich einen Knochenvorsprung – das Kahnbein.

- Jetzt folgt der Lendenwirbelbereich, für dessen Massage Sie den Fuß wieder mit der freien Hand halten – diesmal im Bereich der Ferse – und mit dem Daumen der anderen Hand langsam und behutsam unter leichtem Kreisen massieren.
- Im Anschluss wandern Sie mit dem Daumen entlang der Wirbelsäulenreflexzone wieder vor in Richtung der großen Zehe. Massieren Sie in der beschriebenen Weise drei- bis viermal an der Wirbelsäulenzone entlang von der großen Zehe zur Ferse und von der Ferse wieder zurück.

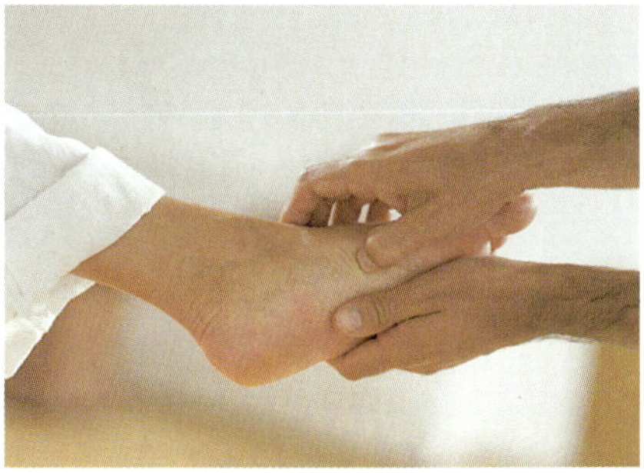

Von der Großzehe wird abwärts Richtung Ferse behandelt.

- Zur darauf folgenden Massage der Steißbeinzone nehmen Sie den Fuß in die Stützhand und stützen ihn im Bereich des Fußballens fest ab. Mit der freien anderen Hand massieren Sie die Steißbeinzone (im Bereich der Ferse) durch festen Druck Ihrer vier Finger – der Daumen dient als zusätzliche Stütze der Ferse. Wiederholen Sie dies zwei- bis dreimal.

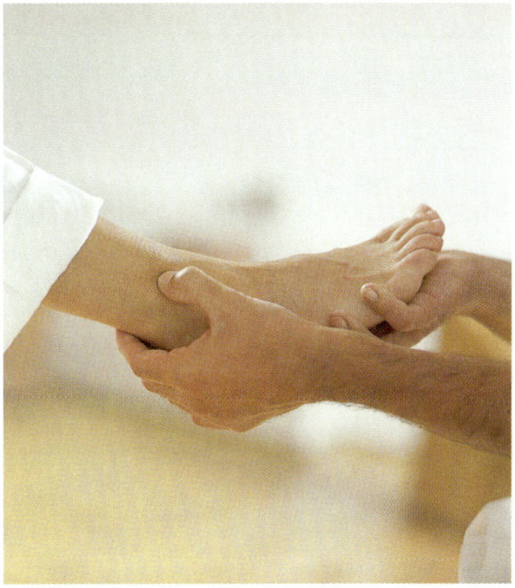

Die Ischiasnervzone sollte stets sehr behutsam massiert werden, da dieser Bereich bei vielen Menschen sehr belastet und die zugehörige Zone daher oftmals druckempfindlich ist.

- Besondere Aufmerksamkeit sollten Sie abschließend der Zone des Ischiasnervs widmen: Stützen Sie den Fuß mit einer Hand ab und massieren Sie mit dem Zeige- und Mittelfinger der anderen Hand die Ischiaszone – sie liegt etwas oberhalb des Außenknöchels. Von dort wandern Sie massierend zehn Zentimeter nach oben Richtung Knie. Wiederholen Sie dies zwei- bis dreimal.
- Nach dem Ausstreichen (siehe Seite 33) und einer kurzen Pause massieren Sie die Reflexzonen des Bewegungsapparates am anderen Fuß in der gleichen Weise.

Die Massage der Schultergürtel- und Nackenzonen

Nacken und Schulter gehören zwar mit zum Bewegungsapparat, werden aber gesondert behandelt, da dieser Bereich ebenfalls sehr störanfällig ist und hier auch häufig eigenständige Beschwerden auftreten.

Häufige Störungen in diesem Bereich

- Abnutzungserscheinungen
- Rheumatische Beschwerden
- Schleudertrauma
- Schmerzhafte Verspannungen der Muskulatur
- Schulter-Arm-Syndrom

So gehen Sie vor

- Als erstes wenden Sie sich der Schulterzone zu. Stützen Sie den Fuß mit einer Hand im Bereich der Ferse ab, und massieren Sie mit dem Daumen der anderen Hand die Schulterzone – an der Außenseite des Fußes im Bereich des Grundgelenks der kleinen Zehe gelegen – mit sanftem Druck. Da diese Zone sowohl an der Fußsohle wie auch am Fußrücken verläuft, wird mit dem Zangengriff massiert: Dabei liegt der Daumen auf der Fußsohle, der Zeigefinger auf dem Fußrücken. Behandeln Sie mit kreisenden Bewegungen unter kräftigem Druck.

■ Nach der Massage der Schulterzone folgt die des ganzen Schultergürtels: entlang der Zehengrundgelenkslinie sowohl auf der Fußsohle wie am Fußrücken. Stützen Sie den Fuß mit einer Hand an der Ferse ab und massieren Sie mit Daumen und Zeigefinger der anderen Hand, beginnend vom Kleinzehengrundgelenk vor bis zum Großzehengrundgelenk – abwechselnd auf der Fußsohle und auf dem Fußrücken. Diese Massage wirkt sehr entspannend auf den gesamten Organismus, lassen Sie sich also ausreichend Zeit dafür.

Zur Behandlung der Zone des Nackenbereiches empfiehlt es sich, sanft kreisend zu massieren.

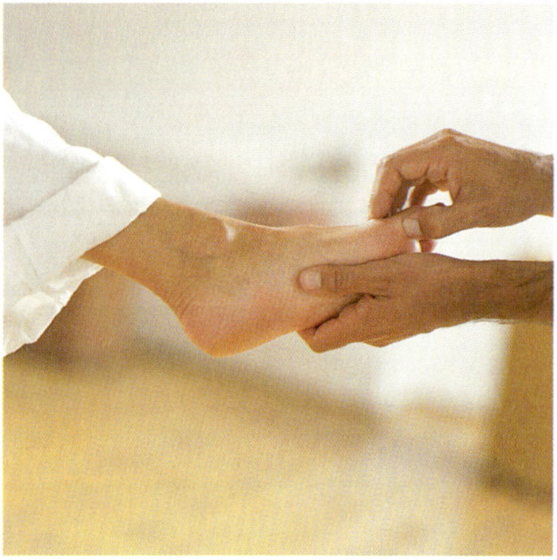

■ Danach massieren Sie die Nackenzone: Sie liegt unterhalb der Großzehenbeere und über dem Grundgelenk der großen Zehe. Tasten Sie sich mit der Daumenkuppe in die Vertiefung zwischen Grundgelenk und Zehenbeere und massieren mit leicht kreisenden Bewegungen von der Innenseite des Fußes ausgehend hinüber in Richtung zur zweiten Zehe.

■ Im Anschluss daran streichen Sie den behandelten Fuß sanft aus (siehe Seite 33) und massieren die Schultergürtel- und Nackenzonen am anderen Fuß in der gleichen Weise.

Die Massage der Zonen von Armen und Beinen

Auch den Gelenken von Knie und Ellbogen sowie den Armen und Beinen im Allgemeinen sind bestimmte Zonen an den Füßen zugeordnet. Über ihre Massage lassen sich Beschwerden in diesen Bereichen noch gezielter lindern.

Die Zonen von Armen und Beinen, einschließlich des Knie- und Ellbogengelenkes, wurden im vorhergehenden Kapitel »Die Füße: Abbild des Körpers« nicht gesondert behandelt. Informationen zu den dort befindlichen Knochen, Muskeln, Gelenken und Sehnen sowie über die entsprechenden Reflexzonen finden Sie unter den »Zonen des Bewegungsapparates«.

Die den Beinen zugeordneten Reflexzonen verlaufen an beiden Füßen unmittelbar vor der Auftrittsfläche der Ferse – also an den Fußsohlen – quer über die gesamte Breite des Fußes. Die Zonen der Arme finden sich ebenfalls an beiden Füßen, und zwar quer über den Fußrücken unterhalb der Zehengrundgelenke verlaufend – von der Außenkante des Fußes bis hinüber zum Grundgelenk der großen Zehe.

Getreu der Zonentheorie sind auch die Zonen von Knie- und Ellbogengelenk an beiden Füßen lokalisiert: Die Kniezone liegt in einer deutlich tastbaren Vertiefung an der Außenseite der Füße, schräg unterhalb des Außenknöchels; die Zone des Ellbogens finden Sie auf beiden Fußrücken, außen von der Fußkante bis zum vierten Mittelfußknochen verlaufend.

Häufige Störungen in diesem Bereich

- Abnutzungserscheinungen
- Diverse Verletzungen: Stauchungen, Prellungen, Brüche
- Durchblutungsstörungen
- Muskelschwäche und -krämpfe
- Rheumatische Beschwerden
- Venenleiden
- Gelenkschmerzen

So gehen Sie vor

- Die Massage beginnt an der Reflexzone des Beines. Behandeln Sie die Zone – am rechten Fuß mit der rechten Hand, am linken Fuß mit der linken Hand –, indem Sie mit der Daumenkuppe in kreisenden Bewegungen unter leichtem Druck von der Außen- zur Innenseite des Fußes wandern.
- Daran schließt sich die Behandlung der Armzone an, die Sie von der Außen- zur Innenseite des Fußes hin mit der Daumenkuppe sanft kreisend massieren.
- Jetzt folgt die Kniegelenkszone. Drücken Sie mit der Daumenspitze sanft und unter leichtem Kreisen in die Vertiefung – nachlassen und erneut drücken. Dies wiederholen Sie vier- bis fünfmal.
- Den Abschluss bildet die Massage des Ellbogens. Kreisen Sie dazu mit der Daumenkuppe vorsichtig (in diesem Bereich verlaufen Sehnen) im Bereich der Ellbogenzone.
- Streichen Sie den behandelten Fuß aus (siehe Seite 33) und widmen sich den Zonen von Armen und Beinen am anderen Fuß.

Die Ellbogenzone bedarf behutsamer Behandlung, denn durch sie ziehen empfindliche Sehnen, die zu großen Druck verübeln würden.

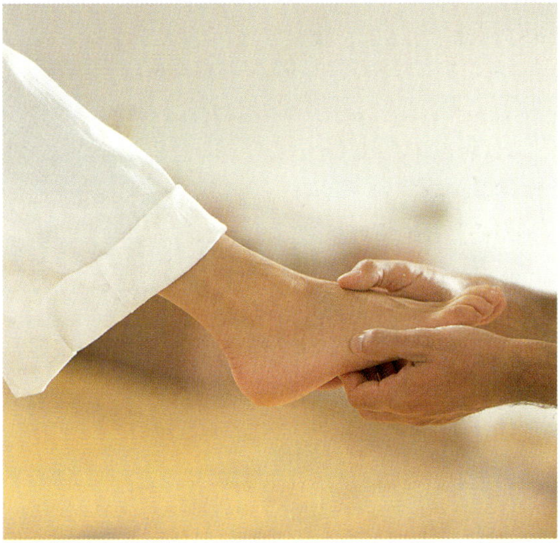

Die Massage der Zonen des Lymphsystems

Bei der Massage der Lymphzonen werden Sie unter Umständen stärkere Schmerzen verspüren; das liegt an der Belastung des Lymphsystems durch eventuell bestehende akute Infekte oder eine einseitige Ernährung.

Da das lymphatische System den gesamten Körper durchzieht, ist es schwierig, es durch reflektorische Reize an bestimmten, einzelnen Bereichen zu behandeln. Die im Folgenden beschriebene Massage beschränkt sich deshalb auch auf jene Körperteile und -bereiche, an denen besonders viele Lymphknoten und -bahnen lokalisiert sind, beziehungsweise auf zum Lymphsystem gehörende Organe wie etwa die Milz und der Wurmfortsatz (Appendix).

Häufige Störungen in diesem Bereich

- Allergische Erkrankungen und Reaktionen
- Geschwächtes Abwehrsystem
- Entzündungen im Bereich der Lymphdrüsen
- Geschwollene Lymphdrüsen

So gehen Sie vor

Die Massage der Achsellymphknoten kann ruhig etwas länger ausfallen.

- Den Auftakt bildet die Behandlung der vier annähernd kreisförmigen Zonen der oberen Lymphbahnen in den Zehenzwischenräumen – sie finden sich sowohl an der Fußsohle wie auch am Fußrücken. Zur Massage kommt ein spezieller Griff zum Einsatz: Streifen Sie mit kräftigem Druck von Daumen und Zeigefinger zugleich (der Daumen liegt dabei auf der Fußsohle) entlang der Mittelfußknochen vor in Richtung Zehennägel, bis Sie die Hautfalte zwischen den Zehen zu fassen kriegen. Diese ziehen Sie langsam weiter, bis Sie spüren, dass die Hautfalte von alleine wieder zurückgleiten will. Dann verstärken Sie den Druck von Daumen und Zeigefinger etwas und pressen für einige Sekunden. Massieren Sie auf diese Weise jeden Zehenzwischenraum jeweils dreimal.

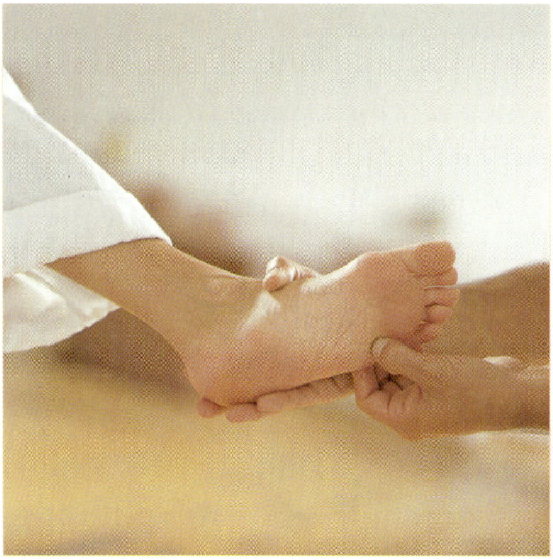

- Dann geht es an die Massage der Zone für die Lymphknoten in der Achselhöhle: Sie befindet sich an den Fußsohlen nahe der gelenkigen Verbindung zwischen kleiner Zehe und fünftem Mittelfußknochen und beschreibt eine leichte Kurve nach oben. Massieren Sie diese Stelle für einige Sekunden mit der Daumenkuppe unter sanftem Druck. Dann wenden Sie sich der entsprechenden Zone am Fußrücken zu und behandeln sie in der gleichen Weise.

- Im Anschluss daran massieren Sie die Zonen der Brustdrüsen, die im mittleren Teil des Mittelfußes auf dem Fußrücken liegen. Ebenfalls wieder mit der Daumenkuppe und unter sanftem Druck kreisend massieren.
- Jetzt erfolgt die Massage der Lymphzonen der Leisten- und Beckenregion, an den Innenseiten des Fußes, über dem Fußrücken sowie an den Außenseiten.
- Danach kommt die Zone der Thymusdrüse an die Reihe, die direkt an der Kante des Großzehengrundgelenkes liegt. Massieren Sie diese Zone mit der Daumenkuppe sanft in Längs- oder Querbewegungen.
- Streichen Sie den behandelten Fuß aus (siehe Seite 33) und massieren Sie anschließend die genannten Zonen am anderen Fuß in der gleichen Weise.
- Zum Abschluss erfolgt die Massage der Milzzone und daran anschließend die Massage der Wurmfortsatzzone, die sich gemäß ihrer Lage im Körper jeweils nur an einem Fuß befinden. Die Zone der Milz liegt an der linken Fußsohle und zieht sich in deren Mitte vom dritten bis zum fünften Mittelfußknochen hinunter. Massieren Sie die Zone mit der Daumenkuppe der rechten Hand leicht kreisend in Längsrichtung zum Fußgewölbe; die linke Hand stützt währenddessen am Fußrücken ab.
- Der Reflexbereich des Wurmfortsatzes (Appendix) liegt an der rechten Fußsohle zwischen Würfel- und Fersenbein sowie am äußeren Fußrücken beim Würfelbein. Während die Stützhand am Fußrücken Halt gibt, massieren Sie mit der Daumenkuppe der anderen Hand unter leichtem Druck in Kreisbewegungen.

Der Behandlung der Thymusdrüse sollte besondere Aufmerksamkeit zuteil werden, denn sie entfaltet überaus entspannende Wirkungen auf den gesamten Organismus.

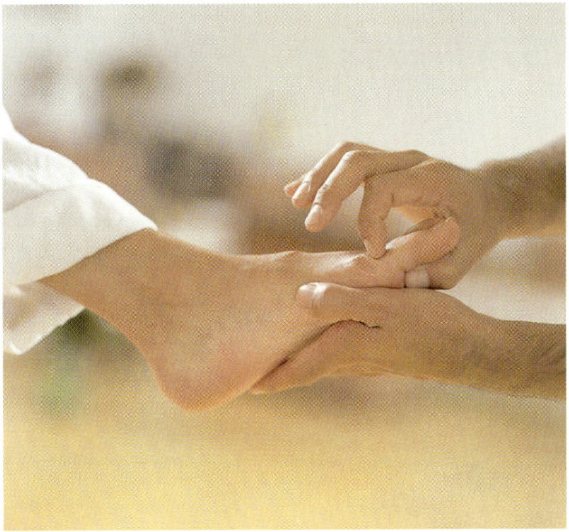

Fußpilz findet sich überwiegend in den Zehenzwischenräumen – falls Sie oder der von Ihnen behandelte Partner Fußpilz hat, müssen Sie auf die Massage der oberen Lymphbahnen verzichten, um die Infektion nicht zu übertragen.

Die Massage der Atemwegszonen

Die Behandlung der Atemwegszonen hat einen spürbar lindernden Effekt bei verschiedensten Beschwerden im Bereich der Atemwege.

Bei der Massage der Zonen von Lunge, Bronchien und Luftröhre darf der Druck im Vergleich zu den anderen Reflexzonen, wie etwa der des Herzens und des Kreislaufsystems, ein wenig kräftiger sein.

Häufige Störungen in diesem Bereich

- Asthma
- Entzündungen: Bronchitis, Angina, Lungenentzündung
- Diverse grippale Infekte
- Erkrankungen der oberen Atemwege

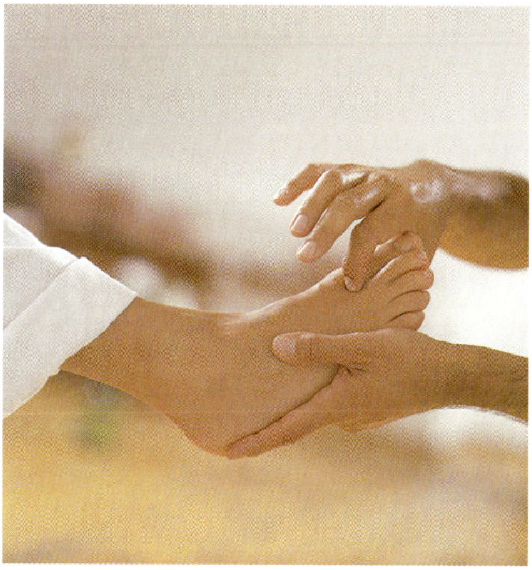

Die Massage der Zone der Luftröhre bildet den Auftakt der Behandlung.

So gehen Sie vor

- Zu Beginn massieren Sie die Luftröhrenzone auf dem Fußrücken. Sie verläuft vom Zwischenzehenraum zwischen der großen und der zweiten Zehe am Fußrücken aufwärts zwischen dem ersten und zweiten Mittelfußknochen bis etwa zur Mitte dieser beiden Knochen. Arbeiten Sie diese Furche mit der Daumenkuppe rhythmisch durch.
- Dann folgt die Massage der Bronchienzonen zwischen den anderen Mittelfußknochen. Arbeiten Sie sich wieder mit der Daumenkuppe in rhythmischen Bewegungen jeweils beginnend von den Zehengrundgelenken in Richtung Fußgelenk vor.
- Nun wenden Sie sich der Lungenzone zu, indem Sie diese jeweils von der Kleinzehenseite in Richtung Fußmitte hin massieren. Massieren Sie mit der Daumenkuppe kreisend und unter sanftem Druck, während die andere Hand den Fuß abstützt.

- Anschließend bearbeiten Sie die Reflexzonen der Luftröhre und der Bronchien auf der Fußsohle, indem Sie wieder, beginnend bei der Luftröhrenzone, von den Zehenzwischenräumen abwärts bis etwa zur Mitte der Mittelfußknochen wandern.
- Danach streichen Sie den Fuß aus (siehe Seite 33) und behandeln den anderen Fuß in der gleichen Weise.

Die Massage der Zonen von Herz und Kreislauf

Wie bereits angedeutet, bedarf es bei der Massage der Herz- und Kreislaufzonen sanfter Zurückhaltung, um Überreaktionen zu vermeiden. Arbeiten Sie am besten nur mit der Daumenkuppe und üben Sie nur äußerst leichten Druck aus.

Die Behandlung der Kreislaufzonen wirkt allgemein harmonisierend – sie kann also sowohl bei zu niedrigem wie auch bei zu hohem Blutdruck zur Regulation angewendet werden.

Häufige Störungen in diesem Bereich

- Durchblutungsstörungen
- Herzschwäche und Herzrhythmusstörungen
- Kreislaufschwäche
- Nervöse Herzbeschwerden
- Zu hoher und zu niedriger Blutdruck
- Krampfadern

So gehen Sie vor

- Gemäß seiner Lage im Körper findet sich die Zone des Herzens auch nur am linken Fuß. Während die Stützhand den Fuß vom Fußrücken her hält, massieren Sie mit der Daumenkuppe der freien Hand einige Male sanft über die Herzzone, in streichenden Längsbewegungen zur Fußmitte hin.
- Am rechten Fußrücken streifen Sie mit einem leichten Zangengriff entlang der Furchen der Mittelfußknochen vor zu den Zehenzwischenräumen, um die Kreislaufzonen zu behan-

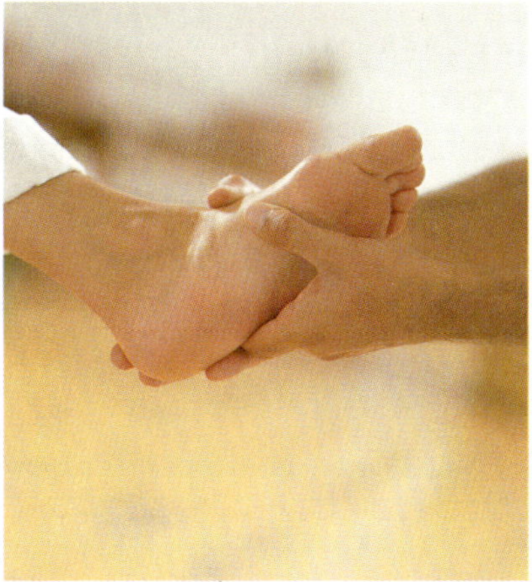

Bei der Behandlung der Herzzone ist einfühlsame Zurückhaltung angesagt – sobald sie schmerzt oder andere unerwünschte Reaktionen auftreten, sollte die Massage abgebrochen werden.

deln. Der Daumen sollte dabei an der Fußsohle liegen, der Zeigefinger am Fußrücken.

- Streichen Sie den behandelten Fuß sanft aus (siehe Seite 33) und massieren Sie den linken Fußrücken anschließend in der gleichen Weise.

Die Massage der Zonen von Solarplexus und Zwerchfell

Die Behandlung der Solarplexuszone wirkt oftmals »wahre Wunder« in stressintensiven und belastenden Situationen. Sie macht im Nu ruhiger und gelassener und löst die Anspannung.

Die Behandlung dieser Zonen wirkt sich direkt auf das vegetative Nervensystem aus. Sie ist besonders zu empfehlen – und kann auch jederzeit zwischendurch angewendet werden – bei Stress, emotionaler Unausgeglichenheit und Nervosität. Auch wenn Sie nicht einschlafen können oder nachts aufwachen und dann nicht mehr zur Ruhe finden, ist eine Massage der Solarplexus- und Zwerchfellzonen ideal; ebenso wie vor Prüfungen und anderen Situationen, in denen Sie stark gefordert sind.

Häufige Störungen in diesem Bereich

- Depressive Verstimmungen
- Geistige und körperliche Anspannung
- Nervosität
- Psychosomatische Beschwerden
- Schlafstörungen
- Unausgeglichenheit

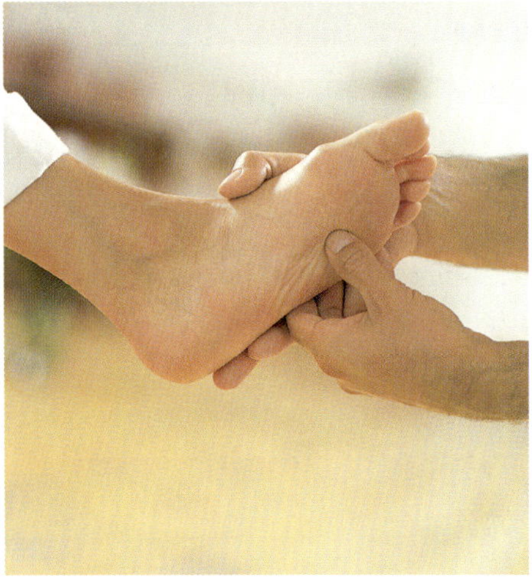

Behutsame Kreisbewegungen mit der Daumenkuppe sind die beste Behandlung für die Zwerchfellzone.

So gehen Sie vor

- Die Behandlung beginnt mit der Zwerchfellzone – ein schmaler Streifen, der direkt unterhalb der Auftrittsfläche des Zehenballens beginnt und sich über die gesamte Fußsohle zur Außenseite zieht. Massieren Sie die Zone zuerst am rechten Fuß mit der linken Daumenkuppe, sanft kreisend von der Fußaußenseite hin zur Innenseite; wiederholen Sie dies zwei- bis dreimal.
- Danach streichen Sie den Fuß aus (siehe Seite 33) und massieren die Zwerchfellzone wie eben beschrieben am linken Fuß mit der rechten Daumenkuppe.

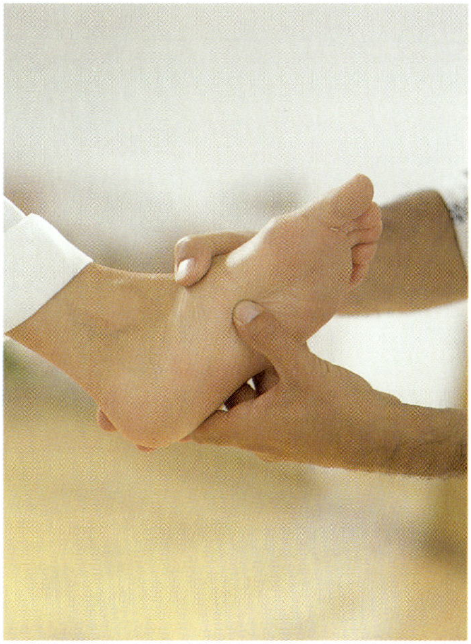

- Zur Massage der Solarplexuszone, die an beiden Fußsohlen im Bereich des Mittelfußes unterhalb der zweiten und dritten Zehe liegt, gibt es einen Spezialgriff: Legen Sie dazu Ihre beiden Daumenkuppen flach und ohne festen Druck in das Grübchen unter dem Fußballen (bei der Partnerbehandlung an beiden Füßen zugleich, bei Selbstbehandlung erst am rechten, dann am linken Fuß). Die restlichen Fingerkuppen liegen leicht auf dem Fußrücken und geben den Füßen Halt. Diese Behandlung ist überaus wohltuend und entfaltet weitreichende Wirkungen im Körper – verweilen Sie für acht bis zehn Minuten in dieser Haltung und versuchen Sie sich dabei so gut wie möglich zu entspannen. Konzentrieren Sie sich auch auf Ihre Atmung.
- Massieren Sie in dieser Weise die Solarplexuszone am anderen Fuß und streichen Sie abschließend beide Füße aus (siehe Seite 33).

Der Spezialgriff zur Behandlung der Solarplexuszone kann alternativ auch nur mit einer Daumenkuppe durchgeführt werden. Der Daumen der freien Hand dient dann zur Stütze des Fußes.

Die Massage der Zonen der Verdauungsorgane

Durch die heutige Ernährungsweise leiden viele Menschen an Verdauungsstörungen oder anderen Problemen im Magen-Darm-Trakt. Entsprechend empfindlich sind auch ihre Reflexzonen der Verdauungsorgane. Zu schnelles, zu fettes, einseitiges und ungesundes Essen oder etwa mangelhafte Bewegung fordern ihren Tribut. Die Reflexzonenmassage allerdings vermag viele Beschwerden und Störungen im Verdauungsystem spürbar zu lindern.

Häufige Störungen in diesem Bereich

- Blähungen
- Darmpilzerkrankungen
- Durchfall
- Gestörte Darmflora
- Leberfunktionsstörungen
- Magenschleimhautentzündung (Gastritis)
- Mobilitätsstörungen
- Verstopfung
- Nervöser Magen

Bei Verdacht auf ein Magengeschwür dürfen Sie die Magenzone in keinem Fall massieren.

Die Behandlung von Magen- und Zwölffingerdarmzone stellt den Beginn der Massage der Verdauungsorgane dar, denn diese beiden Organe bilden auch den Anfang des Verdauungskanals.

So gehen Sie vor

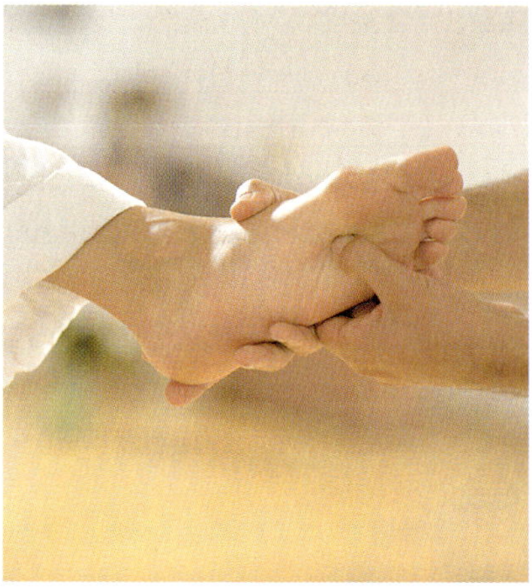

- Massieren Sie sanft kreisend und am rechten Fuß mit der Daumenkuppe die Magenzone von der Fußinnenseite aus in Richtung Fußmitte. Anschließend bearbeiten Sie die Zone des Zwölffingerdarms, die direkt darunter liegt. Halten Sie dabei den Fuß mit der Stützhand an der Ferse.
- Danach streichen Sie den rechten Fuß aus (siehe Seite 33) und massieren diese beiden Zonen am linken Fuß.

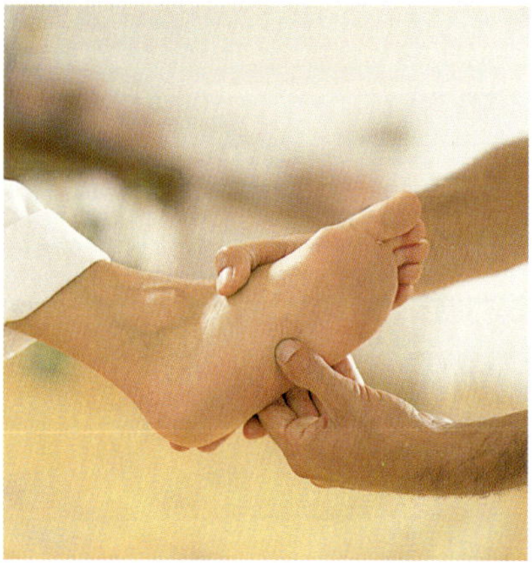

Die Zonen der Leber und der Gallenblase vertragen eine etwas kräftigere Behandlung als die Zonen der restlichen Verdauungsorgane – am besten wieder mit der Daumenkuppe massieren.

- Nun massieren Sie am rechten Fuß die Leber- und die Gallenblasenzone und zwar jeweils von der Fußaußenseite hin zur Fußmitte. Verwenden Sie dazu die Daumenkuppe und arbeiten mit etwas stärkerem Druck, der in die Tiefe gehen sollte.
- Jetzt massieren Sie zuerst an der rechten, dann an der linken Fußsohle die Zone des Dünndarms mit der leicht kreisenden Daumenkuppe; jeweils von der Fußinnen- hin zur Fußaußenseite. Zur Massage der rechten Dünndarmzone nehmen Sie den linken Daumen und umgekehrt. Die jeweils freie Hand stützt den Fuß an der Ferse ab.
- Danach massieren Sie die Dickdarmzone am rechten Fuß – die Behandlung folgt dem funktionellen Verlauf des Dickdarms: Sie beginnen im äußeren Fersenbereich des rechten Fußes in der Zone des aufsteigenden Dickdarms und massieren hinauf bis zur Zone des querliegenden Dickdarms. Dann wechseln Sie zum linken Fuß und massieren die Zone des querliegenden Dickdarms bis zur Zone des absteigenden Dickdarms.
- Danach massieren Sie zuerst an der linken Fußinnenseite, denn an der rechten die Mastdarm- und Afterzonen mit einer kreisenden Massage der Daumenkuppe.
- Abschließend streichen Sie beide Füße sanft aus (siehe Seite 33).

Die Massage der Harnwegs- und Nierenzonen

Die Zonen der harnableitenden Organe sollten Sie stets sehr sanft und behutsam behandeln, vor allem bei bereits bestehenden Beschwerden, wie beispielsweise einer Blasen- oder Nierenentzündung. In einem solchen Fall kann die Reflexzonenmassage als sehr schmerzhaft empfunden werden. Wird die Massage jedoch vorsichtig und einfühlsam ausgeführt, kann sie die Funktionen von Nieren und Blase äußerst wirksam unterstützen und auch Störungen dieser Organe bereits im Vorfeld entgegentreten.

Bei Nierensteinen und -schmerzen muss die Nierenzone unbedingt beruhigend, also sedierend, massiert werden.

Häufige Störungen in diesem Bereich

- Bettnässen
- Blasen- und Nierenentzündung
- Harnträufeln
- Blasenschwäche (Inkontinenz)
- Harnverhalten
- Nieren- und Blasensteine

So gehen Sie vor

- Massieren Sie die Nierenzone am rechten Fuß mit der rechten Daumenkuppe unter sanften und rhythmischen Druckbewegungen; die linke Hand dient dabei als Stützhand. Danach behandeln Sie, ausgehend von den Nierenzonen, mit dem linken Daumen die Harnleiterzonen bis zur Blasenzone.
- Die Blasenzone sowie die Blasenschließmuskelzone des rechten Fußes massieren Sie mit der Daumenkuppe behutsam von der Fußsohle aus in Richtung Fußknöchel.
- Nun streichen Sie den rechten Fuß sanft aus (siehe Seite 33) und wiederholen die Massage in allen Schritten am linken Fuß.

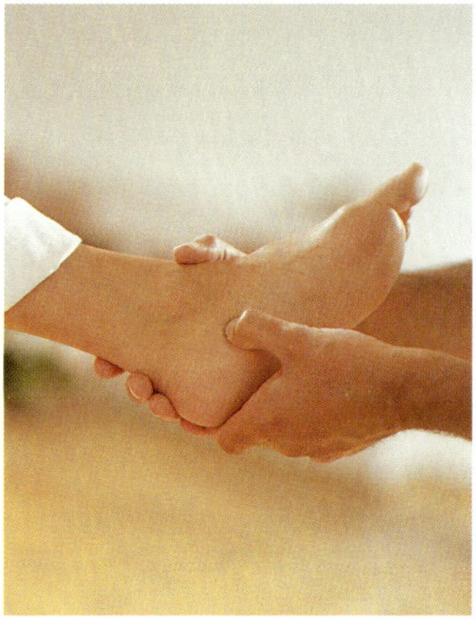

Vor allem bei Frauen und in Zeiten erhöhter Anspannung kann die Blasenzone leicht schmerzen – deshalb nur ganz sanft massieren.

Die Massage der Zonen der Beckenorgane

Die Massage der Gebärmutter- und Eierstockszonen entspannt den gesamten Beckenraum, lindert Krämpfe und Schmerzen.

Wenn Sie die Reflexzonen der Beckenorgane behandeln, kann die Massage durchaus kräftiger erfolgen – es dürfen allerdings keine konkreten Beschwerden wie Entzündungen oder Infektionen vorliegen.

Häufige Störungen in diesem Bereich

- Ausfluss (Fluor)
- Diverse Infektionen durch Trichomonaden etc.
- Eierstocks- oder Gebärmutterentzündung
- Prostataadenom
- Hoden- oder Nebenhodenentzündung
- Menstruationsstörungen, z. B. schmerzhafte, zu starke oder unregelmäßige Periode

So gehen Sie vor

- Die Massage der Beckenorganzonen beginnt mit dem rechten Daumen am rechten Fuß mit der Reflexzone der Eierstöcke beziehungsweise Hoden, die unterhalb des Außenknöchels liegen. Massieren Sie mit der Daumenkuppe unter sanften, rhythmischen Bewegungen.
- Danach wandern Sie mit Ihrem rechten Daumen über die Eileiterzone am Fußrücken hinweg zu den Reflexzonen von Gebärmutter und Prostata an der Fußinnenseite. Die Gebärmutter- beziehungsweise die Prostatazone behandeln Sie durch großflächiges Kreisen mit der Daumenkuppe.
- Wiederholen Sie die Massage der Beckenorganzonen einige Male. Streichen Sie den rechten Fuß sanft aus (siehe Seite 33) und gehen Sie zum linken Fuß über.

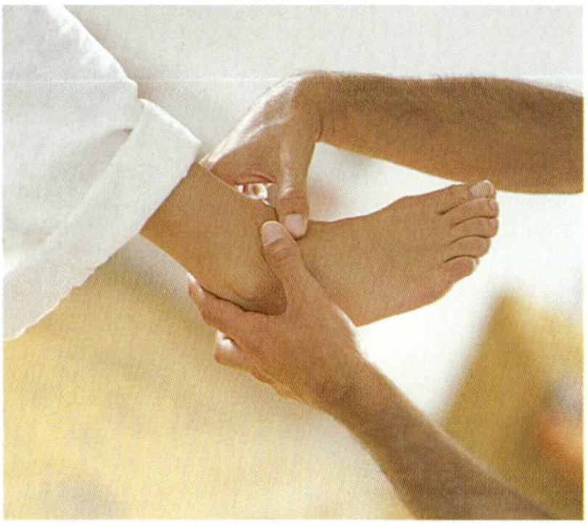

Während die eine Daumenkuppe kreisend über den Fußrücken massiert, stützt der andere Daumen oberhalb der behandelten Zonen.

Die Massage der Zonen der endokrinen Drüsen

Auch die Reflexzonen der endokrinen Drüsen können Sie kräftiger massieren. Doch dies gilt ebenfalls nur für die allgemeinen Symptome. Wenn konkrete Störungen und Beschwerden vorliegen, sollte die Massage sanfter erfolgen.

Häufige Störungen in diesem Bereich

- Allgemeine Störungen im Hormonhaushalt
- Bauchspeicheldrüsenentzündung
- Schilddrüsenüber- oder -unterfunktion, »Kropf«
- Zuckerkrankheit (Diabetes mellitus)

Die Massage der endokrinen Drüsen hat sich als wirksame Zusatztherapie bei Diabetes mellitus erwiesen, denn sie reguliert die Tätigkeit vor allem der Langerhansschen Zellen in denen das Insulin gebildet wird.

So gehen Sie vor

- Am rechten Fuß beginnen Sie mit der Massage der Schilddrüsenzonen: mit kreisenden Bewegungen der Daumenkuppe von der Fußmitte aus über den Ballen massieren. Wechseln Sie dabei mehrmals Stütz- und Massagehand und behandeln Sie anschließend die Schilddrüsenzonen am linken Fuß.
- Weiter geht es am rechten Fuß mit der Massage der Bauchspeicheldrüsenzone, die Sie mit der Daumenkuppe der rechten Hand sanft und rhythmisch aus der Fußmitte heraus behandeln. Im Anschluss massieren Sie diese Zone am linken Fuß.
- Nun behandeln Sie die Nebennierenzonen, zuerst am rechten und dann am linken Fuß – arbeiten Sie dazu mit der rechten Daumenkuppe in rhythmischen Druckbewegungen. Die linke Hand dient als Stützhand.
- Abschließend streichen Sie beide Füße wieder sanft aus (siehe Seite 33).

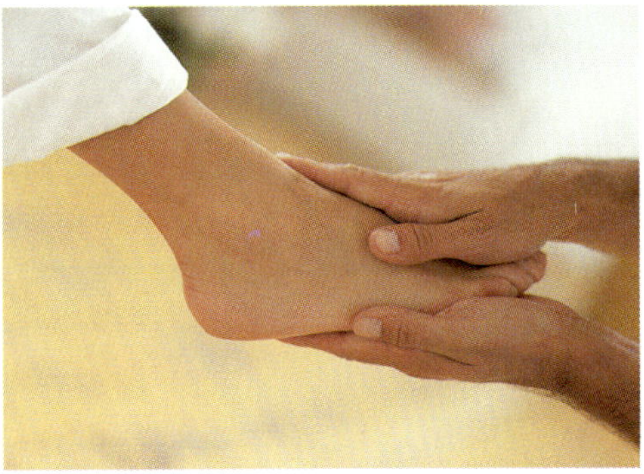

Mit dem Ausstreichen beider Füße geben Sie die abschließenden Streicheleinheiten und leiten die Energie nach der Behandlung ab.

Abschluss

Die Massage der Reflexzonen am Fuß ist damit beendet. Streichen Sie die Füße noch einmal sorgfältig aus (siehe Seite 33), eventuell auch die Beine bis zu den Oberschenkeln. Wenn es möglich ist, sollten Sie noch eine Weile ruhen – im Liegen oder bequem zurückgelehnt auf einem Sessel.

Damit Sie nicht zu frieren beginnen – denn durch die große Entspannung während der Massage hat Ihr Körper seine »Heizkraft« etwas heruntergeschraubt – sollten Sie sich mit einer warmen Wolldecke zudecken oder eine Strickjacke überziehen.

Reflexzonenmassage am Ohr

Die Massage der Reflexzonen am Ohr hat vor allem Einfluss auf den seelischen und emotionalen Zustand. Sie ist darum ideal zur Behandlung von psychosomatischen Beschwerden.

Wie schon einige Male angedeutet, finden sich Reflexzonen nicht nur an den Füßen, sondern auch an unseren Händen und Ohren. Und wie durch die Massage der Fußreflexzonen lassen sich über die Hand- und Ohrreflexzonen sowohl das allgemeine Wohlbefinden als auch bestimmte Gesundheitsstörungen ebenfalls wirksam beeinflussen.

Während die Behandlung der Reflexzonen an den Füßen überwiegend auf körperlicher Ebene wirkt und sich darum besonders bei Beschwerden in diesem Bereich empfiehlt, ist die Ohrreflexzonenmassage vor allem zur seelisch-geistigen Harmonisierung angezeigt: Über die reflektorischen Zonen am Ohr kann direkter Bezug auf das Gefühlsleben und auf unsere emotionale Befindlichkeit genommen werden. Da der Körper nicht isoliert für sich existiert, sondern in einer engen wechselseitigen Beziehung mit Seele und Geist steht, hat unsere psychische Verfassung einen entscheidenden Einfluss auf sämtliche körperlichen Vorgänge.

Wie unmittelbar sich Emotionen und Gefühle auf körperlicher Ebene auswirken, weiß jeder zu bestätigen, der beispielsweise vor Prüfungen und anderen schwierigen Situationen Magenschmerzen oder Durchfall bekommt. Die Liste solcher Beispiele ließe sich problemlos erweitern – je nach individuellem Schwachpunkt machen sich psychische Probleme und Belastungen unterschiedlich bemerkbar. Derartige Zustände, bleiben sie über einen genügend langen Zeitraum bestehen, können auf Dauer »richtig« krank machen. Dies zeigt sich an den so genannten psychosomatischen Störungen: gesundheitliche Beeinträchtigungen akuter wie chronischer Ausprägung, deren Ursachen im seelisch-geistigen Bereich liegen.

Probleme im partnerschaftlichen Bereich und Sexualleben schlagen vielen Frauen im wahrsten Sinne des Wortes auf die Blase: Die tief liegenden Ursachen von wiederholten Blasenentzündungen sind oft unterdrückte Emotionen und verschwiegene Bedürfnisse. Da Nieren und Blase in enger Beziehung mit Partnerschaft stehen, wirken sich Probleme in dem Bereich direkt an diesen beiden Organen aus.

Einheit von Körper und Seele

Vor allem zahllose chronische Beschwerden haben psychische Ursachen. Was auf der Seele lastet, den Körper schwächt und ihn langfristig krank macht, kann von Mensch zu Mensch sehr verschieden und unterschiedlich stark ausgeprägt sein: seien es Ängste, ungelöste Konflikte oder nicht ausgelebte und verdrängte Emotionen. Oftmals bedarf es auch einer intensiven Spurensuche, um den eigentlichen Gründen beständig wiederkehrender oder »therapieresistenter« Beschwerden auf die Schliche zu kommen.

In unserer Leistungsgesellschaft, in der dem Einzelnen sehr viel abverlangt wird, steigt die Zahl der psychisch bedingten – oder zumindest mitbedingten – Erkrankungen ständig an. Bei erschreckend vielen Gesundheitsstörungen spielt die Psyche, also seelische Belastung in irgendeiner Form, bis zu einem bestimmten Grad mit hinein. Auch wenn diesem Umstand gerade in westlichen Gesellschaften wenig Sorge getragen wird, bilden Körper, Geist und Seele nunmal eine untrennbare, sich wechselseitig beeinflussende Einheit. Aus diesem Grund soll an dieser Stelle als sinnvolle Ergänzung zur Massage der Fußreflexzonenmassage zumindest kurz auf die Möglichkeiten und Wirkungen der Reflexzonenbehandlung am Ohr sowie auf deren praktische Durchführung eingegangen werden.

Entsprechend finden Sie bei den Empfehlungen im anschließenden Behandlungsteil bei vielen Beschwerden die Massage bestimmter Reflexzonen am Ohr aufgeführt.

1 **Angst**
2 **Empathie**
3 **Vertrauen**
4 **Emotionale Stabilität**
5 **Emotionale Aktivität**
6 **Aggressivität**
7 **Angst**
8 **Sexualität**
9 **Intuition**
10 **Spiritualität**
11 **Kreativität**
12 **Askese**
13 **Emotionale Aktivität**
14 **Emotionale Stimmung**

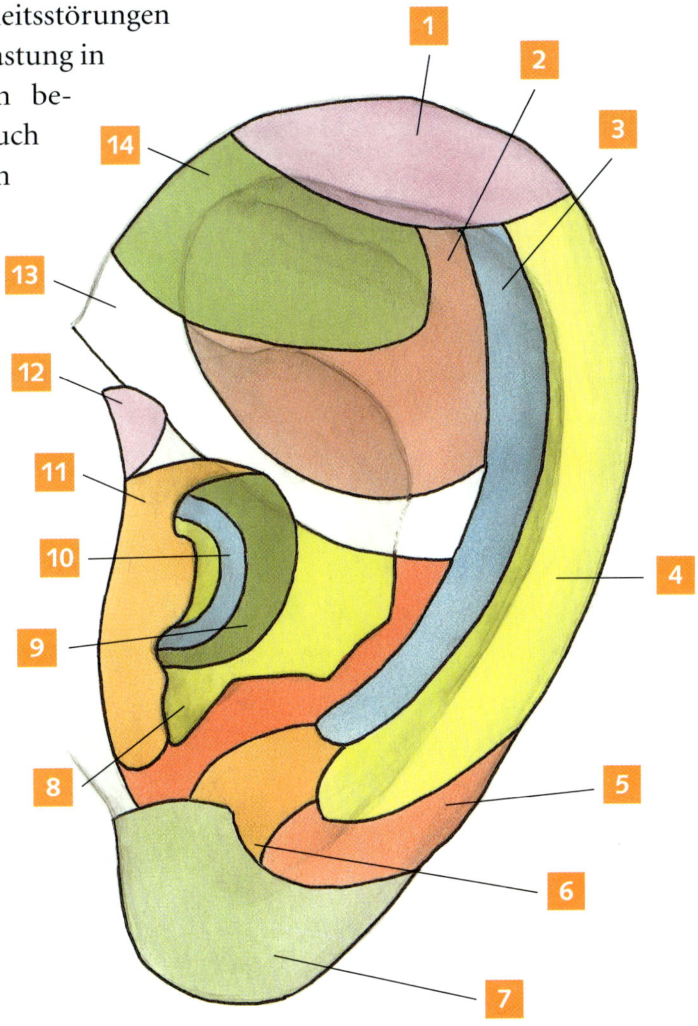

Massage »ohrgerecht«

Die Ohren sind sehr druckempfindlich; denn hier liegt überwiegend Knorpelgewebe, das von unzähligen feinen Nervenendigungen durchzogen ist und nur von der Haut als einziger Schicht geschützt wird.

Da die Ohrmuscheln recht empfindsam sind und leicht überreizt werden können, ist bei der Massage der dort befindlichen Reflexzonen mehr Umsicht und Zurückhaltung geboten als bei der Behandlung der Fußreflexzonen. Insbesondere bei der Partnermassage sollten Sie sehr vorsichtig sein und sich langsam und einfühlsam herantasten.

Bei der Reflexzonenmassage der Ohren gilt noch häufiger als bei der an den Füßen: Oftmals bringt bereits ganz geringer Druck die erwünschte Reaktion, wohingegen eine zu kräftig ausgeführte Massage zum Teil den gegenteiligen Effekt haben kann. Körperliche Beschwerden brauchen nun mal hin und wieder eine stärkere Behandlung, die Harmonisierung psychischer Abläufe hingegen erfordert eine feinere und subtilere Massage – eben etwas mehr Fingerspitzengefühl.

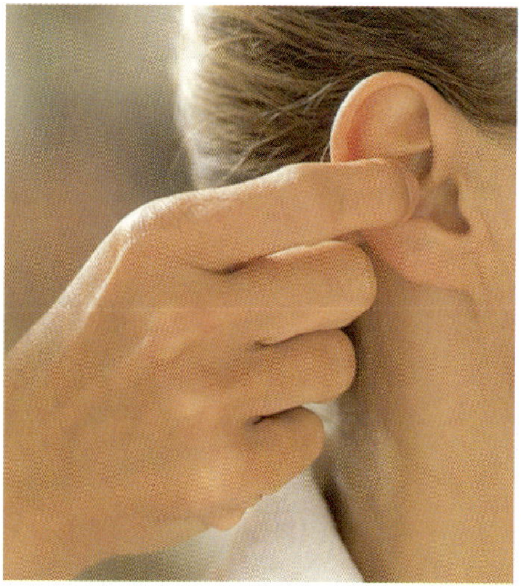

Bei der Massage der Ohrreflexzonen ist die sorgfältige Maniküre der Nägel noch entscheidender als bei den Fußreflexzonen.

Zeigefingertechnik

Angesichts der anatomisch bedingt kleineren »Arbeitsfläche« am Ohr ist hier die Massage mit der Spitze des Zeigefingers anstatt mit der Daumenkuppe geeigneter. Dabei üben Sie über die Kuppe des Zeigefingers etwa 30 Sekunden lang einen leichten, konstanten Druck aus. Achten Sie darauf, dass das Fingergelenk zwar gebeugt, jedoch nicht abgeknickt ist. Ebenso sollten Sie den Fingernagel nicht in die Ohrmuschel hineindrücken – um dies zu vermeiden, feilen Sie entweder den Nagel sehr kurz oder Sie arbeiten mit der Außenseite der Fingerkuppe.

Zangengriff

Dieser Griff ist besonders für die äußeren Bereiche an der Ohrmuschel ideal, weniger jedoch für die mehr im Inneren des Ohres liegenden Reflexpunkte. Wie bereits bei der Fußreflexzonenmassage beschrieben (siehe Seite 37), bilden Sie mit Daumen und Zeigefinger eine Zange: Der Zeigefinger liegt dabei an der Vorderseite, der Daumen an der Rückseite der Ohrmuschel. So haben Sie die Möglichkeit, bestimmte Zonen von zwei Seiten

»in die Zange« zu nehmen und zu behandeln. Dabei bewegt sich der Zeigefinger leicht kreisend auf dem unbeweglichen Daumen. Um eine stärkere Aktivierung zu erreichen, können Sie mit dem Fingernagel ganz leicht in die Haut drücken – allerdings nicht länger als vier bis fünf Sekunden.

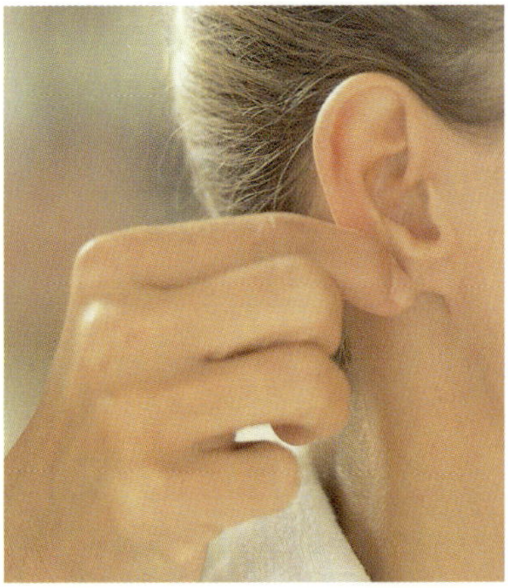

Beim Zangengriff sollte das erste Gelenk des Zeigefingers nicht abgeknickt, sondern nur leicht gebeugt werden.

Sedierungsgriff

Beim Sedierungsgriff wird ein konstanter und stärkerer Druck ausgeübt, ohne die Finger zu bewegen.

Ausstreichen

Sie nehmen das Ohr zwischen den abgewinkelten Zeigefinger und den Daumen und streichen es sanft von oben nach unten aus.

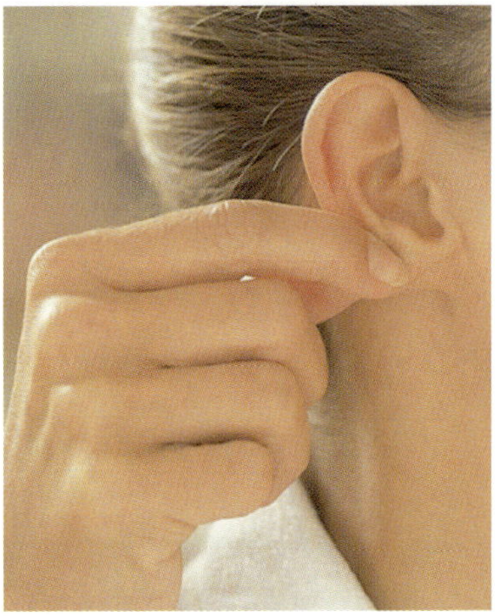

Zum Abschluss des Ausstreichens massieren Sie die Ohrläppchen sanft kreisend mit der Zeigefingerkuppe.

Grundprogramm für die Massage der Ohrreflexzonen

Zur Durchführung der folgenden Massage sollten Sie 10 bis 15 Minuten Zeit einplanen, je nachdem, wie geübt Sie bereits in der Reflexzonenbehandlung sind. Sie sollten die Ohrreflexzonen möglichst regelmäßig einmal in der Woche massieren. Diese Methode ist weniger zur Behandlung konkreter und akuter gesundheitlicher Probleme geeignet als vielmehr zur langfristigen psychischen wie körperlichen Stabilisierung.

Ebenso wie die Massage der Fußreflexzonen sollte die Behandlung der Zonen am Ohr möglichst regelmäßig durchgeführt werden, um eine tiefgreifende Umstimmung zu erreichen.

Stärkung der emotionalen Energie

Die Aktivierung der Gefühlsenergie hilft, Empfindungen sich und anderen besser bewusst zu machen und sie besser auszudrücken. So manches, was bislang hinuntergeschluckt und verdrängt wurde, kann auf diese Weise wieder wahrgenommen, mitgeteilt und verarbeitet werden.

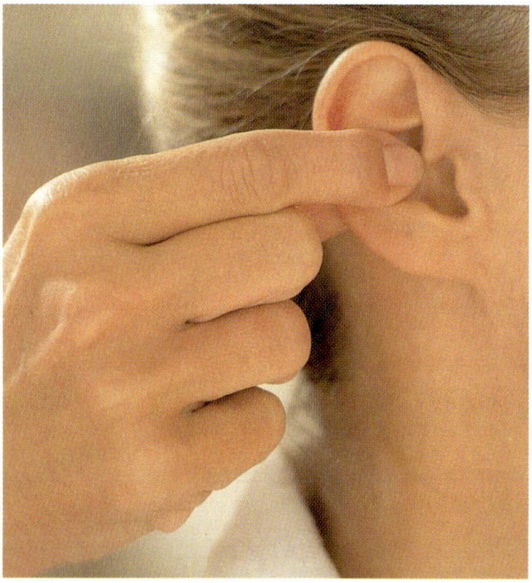

Etwa auf gleicher Höhe wie die Gehörgangöffnung liegt die Zone für emotionale Ausgeglichenheit – diese wird stabilisierend behandelt.

- An der inneren Kante des Ohrläppchen wenden Sie den Sedierungsgriff an, um die hier lokalisierte Zone zu beruhigen.
- Danach massieren Sie in der Mitte der Hautfalte (etwa auf der Höhe der äußeren Gehörgangöffnung), welche die Ohrmuschel umgibt, mit der Kuppe des Zeigefingers unter mittlerem Druck, um diese Zone zu stabilisieren.
- An jener Stelle, an der die Hautfalte um die Ohrmuschel ihren Anfang nimmt, direkt über der Ohröffnung – Sie spüren hier eine kleine knorpelige Erhebung – massieren Sie mit der Zeigefingerspitze unter kräftigem Druck und mit etwas schnelleren Bewegungen, um diese Zone zu aktivieren.

Harmonisierung des gesamten Körpers

Über diese Massage besteht die Möglichkeit, zu allen Organen Kontakt aufzunehmen und diese direkt zu beeinflussen. Die verschiedenen Organe und Körperbereiche werden in ihren Funktionen gefördert und angeregt, arbeiten besser zusammen und das Körpergefühl wird gesteigert. Diese Ohrbehandlung ist jederzeit durchführbar – am Arbeitsplatz, auf Reisen, im Auto –, um den Körper zu harmonisieren und bei etwaigen Ungleichgewichten wieder die Basis für Wohlbefinden herzustellen. Auch als Einstimmung zur Massage der Fußreflexzonen ist sie sehr empfehlenswert.

Die Behandlung zur allgemeinen Harmonisierung des Organismus ist ebenso wie die Massage der Solarplexuszone der »Rettungsanker« in schwierigen und nervenaufreibenden Situationen.

- Diesmal massieren Sie nicht bestimmte Einzelbereiche, sondern das Ohr im Ganzen: Reiben Sie die Ohren zunächst sanft durch kreisende Bewegungen Ihrer Handflächen, falten anschließend die Ohrmuschel nach innen und ziehen sie danach wieder nach außen – wiederholen Sie dies einige Male, und streichen Sie danach das gesamte Ohr sanft mit den Fingerkuppen nach unten aus.

Von A bis Z: Reflexzonenmassage bei bestimmten Beschwerden

Sie haben nun das Grundprogramm der Reflexzonenmassage kennengelernt, das zur Erhaltung Ihres Wohlbefindens und zur Vorbeugung gesundheitlicher Störungen dient. Doch die Massage der Reflexzonen kann auch bei konkreten Beschwerden eingesetzt werden. In diesem Kapitel finden Sie eine ganze Reihe psychischer wie körperlicher Störungen, die mit der Reflexzonenmassage der Füße und der Ohren behandelt und gelindert werden können.

Bei jedem Beschwerdebild werden zunächst die typischen Symptome und Ursachen erläutert. Darauf folgt die genaue Beschreibung der Massageschritte und schließlich sind Maßnahmen aufgeführt, die Sie zusätzlich zur Reflexzonenbehandlung durchführen sollten.

Da körperlichen Beschwerden oft psychische Probleme zugrunde liegen, ist in vielen Fällen bei der Behandlung neben der Massage der Fußreflexzonen auch jene der Ohrreflexzonen angegeben.

Aktivieren – Stabilisieren – Beruhigen

- Anregende und aktivierende Massage:
  Dazu massieren Sie unter intensivem und kräftigem Druck und mit einem schnellen Wechsel zwischen aktiver und passiver Phase, also zwischen Drücken und Loslassen. Gut geeignet ist eine kreisende Massage.
- Stabilisierende Massage:
  Arbeiten Sie unter mittelstarkem Druck, die Wechsel zwischen aktiver und passiver Phase sollten nicht zu langsam sein, aber auch nicht so schnell wie bei der aktivierenden Massage. Sehr empfehlenswert zum Stabilisieren ist die Vibrationstechnik, bei der Sie gewissermaßen mit dem behandelnden Finger auf der Zone »vibrieren«.
- Beruhigende, sedierende Massage:
  Hier sollte der Druck sanft und zart sein und die Wechsel zwischen Drücken und Loslassen langsam erfolgen. Oder Sie verwenden den Sedierungsgriff, indem Sie die Daumen- oder Zeigefingerkuppe kräftig und mit konstantem Druck für ein bis zwei Minuten auf die gestörte Reflexzone drücken.

Rücksprache mit dem Arzt

Obwohl bei der Massage der Reflexzonen so gut wie nie unerwünschte Reaktionen oder Komplikationen auftreten, sollten Sie dennoch Folgendes beherzigen: Die nachfolgenden Anwendungen können und dürfen eine unter Umständen erforderliche ärztliche Behandlung nicht ersetzen. Sie sind, insbesondere wenn es sich um schwerwiegendere Erkrankungen handelt, in erster Linie als Unterstützung einer Therapie zu verstehen. Bei einfachen Beschwerden und alltäglichen Unpässlichkeiten kann die Massage der Reflexzonen dagegen auch für sich alleine eingesetzt werden. Dementsprechend ist bei den einzelnen Beschwerden jeweils angegeben, wann und bei welchen Symptomen Sie einen Arzt konsultieren sollten. Falls Sie wegen einer bestimmten Beschwerde bereits in Behandlung sind, sollten Sie Ihren Arzt oder Heilpraktiker darüber informieren, dass Sie Fußreflexzonenmassage als Unterstützung seiner Therapie anwenden möchten. Das ist besonders bei schwerwiegenderen Gesundheitsstörungen und chronischen Grunderkrankungen wie beispielsweise Bluthochdruck und Diabetes mellitus (Zuckerkrankheit) wichtig.

Sprechen Sie mit Ihrem Arzt darüber, dass Sie sich mit natürlichen Mitteln therapieren möchten. Viele Ärzte begrüßen dieses Vorhaben als Unterstützung ihrer schulmedizinischen Behandlung.

Sollten während der Behandlung Befindlichkeitsstörungen wie beispielsweise Übelkeit und Schwindelgefühle, Kreislaufprobleme oder Kopfschmerzen auftreten, hören Sie sofort mit dem Massieren auf, ruhen sich für eine Weile aus oder gehen an der frischen Luft spazieren. Das kommt zwar nur selten vor, ist aber niemals ganz auszuschließen, denn manchmal reagiert der Körper heftiger auf die Behandlung der Reflexzonen als erwartet.

Wenn sich Ihre Beschwerden trotz der Behandlung durch die Reflexzonenmassage nicht bessern oder sich im Gegenteil sogar noch verschlimmern sollten, holen Sie bitte umgehend ärztlichen Rat ein. Konsultieren Sie auch dann einen Arzt, wenn Sie sich bezüglich der Diagnose unsicher sind oder wenn sich die Beschwerden nach der Behandlung wieder einstellen.

Abwehrschwäche

Es ist eine der wichtigsten Voraussetzungen für die Gesundheit, dass unser Immunsystem die Abwehrreaktionen unseres Körpers steuern kann, um »Feinde« wie beispielsweise Viren und Bakterien zu vernichten.

Ist unsere körpereigene Abwehr jedoch geschwächt und bietet keinen ausreichenden Schutz mehr vor den vielen schädlichen Einflüssen, denen wir tagtäglich ausgesetzt sind, bedeutet das höchste Alarmstufe. In solch einer Situation sind Körper, aber auch Geist und Seele derart überbelastet, dass das an sich recht robuste Immunsystem praktisch in die Knie gezwungen wurde. Wenn Sie also anfällig für Infektionen sind und sich ständig abgeschlagen, müde und antriebslos fühlen, ist es dringend an der Zeit, etwas zu unternehmen, was dem angeschlagenen Abwehrsystem wieder aufhilft. Das kann eine Umstellung der Ernährung auf gesündere, vitamin- und mineralstoffreichere Kost sein, eine andere – ruhigere und ausgeglichenere – Lebensweise, Rauchen aufgeben, Entspannungsübungen, regelmäßige Bewegung usw.

Eine weitere, einfache und dabei sehr wirkungsvolle Möglichkeit zur Stärkung des Immunsystems bietet die Massage der Reflexzonen. Denn ihre regelmäßige Anwendung harmonisiert den Energiefluss im Körper, gleicht körperliche wie seelische Ungleichgewichte aus und aktiviert die Selbstheilungskräfte des Körpers.

Für alle Massagen gilt: Am Schluss streichen Sie den behandelten Fuß und das Ohr aus (siehe Seite 33 und 105) und massieren dann in gleicher Weise den anderen Fuß beziehungsweise das andere Ohr.

Die Massage

Abgesehen vom Grundprogramm zur Massage aller Reflexzonen (siehe Seite 84ff.) sollten Sie in Zeiten erhöhter Infektanfälligkeit und um Ihr Immunsystem ganz generell zu stärken, auch ein- bis zweimal wöchentlich über einen längeren Zeitraum die folgende Massage durchführen.

- Massieren Sie zunächst sämtliche Zonen des lymphatischen Systems aktivierend, um die für das Immunsystem überaus wichtigen Funktionen dieser Organe zu unterstützen.
- Stress, Nervosität sowie übermäßige geistige und körperliche Anspannung können

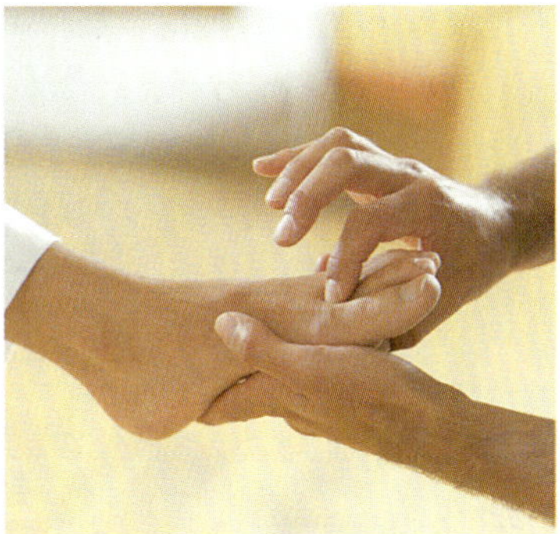

Neben den Zonen des lymphatischen Systems sollten zur Stärkung der Abwehr auch die Milz-, Bronchien- und Solarplexuszonen behandelt werden.

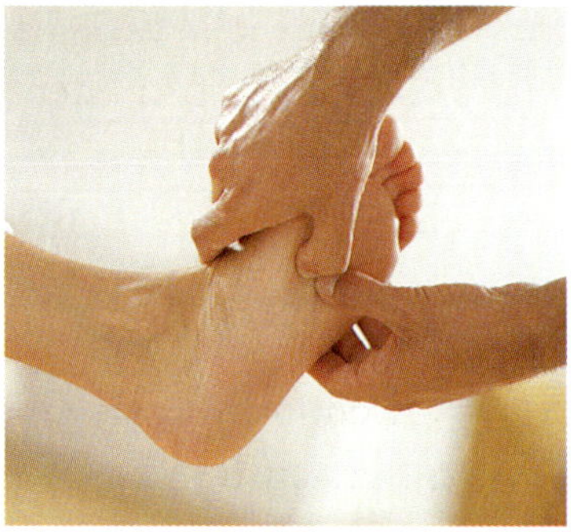

Der Spezialgriff an der Solarplexuszone gibt dem Immunsystem einen Kick.

das Immunsystem nachhaltig schwächen und die körpereigene Abwehr beeinträchtigen. Um dem zu begegnen, massieren Sie nun die Solarplexuszone mit dem auf Seite 97 beschriebenen Spezialgriff – damit können Sie Ihr Nervensystem entlasten und den gesamten Organismus entspannen.

- Darüber hinaus behandeln Sie die Zonen von Hypophyse und Epiphyse mit einer ausgleichenden, stabilisierenden Massage.

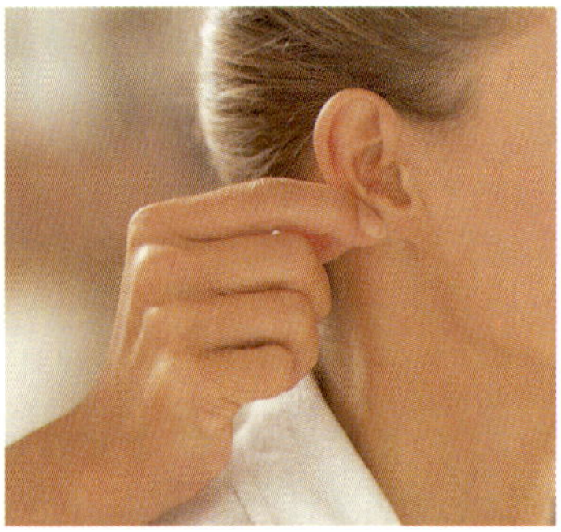

Die Massage an den Ohrläppchenspitzen entfaltet spürbar entspannende Wirkungen, die auch bei Einschlafschwierigkeiten und Nervosität helfen.

- Die Zonen von Milz und Bronchien behandeln Sie mit einer aktivierenden Massage; ebenso die Zonen der Nasennebenhöhlen und der Zähne.
- An den Ohren behandeln Sie ganz unten an der Spitze des Ohrläppchens beruhigend mit dem Sedierungsgriff. Diesen wenden Sie auch an der die Ohrmuschel umgebende Hautfalte an – massieren Sie die gesamte Außenseite (zum Hinterkopf hin) im Abstand von jeweils etwa einem Zentimeter.

Weitere Maßnahmen

- Achten Sie auf eine vollwertige Ernährung mit naturbelassenen Nahrungsmitteln und ausreichend Vitaminen und Mineralstoffen. Vor allem frisches Obst und Gemüse sollten Sie in rauen Mengen essen, denn sie enthalten reichlich Beta-Karotin, Glutathion, Vitamin C und andere stark wirksame antivirale und antioxidative Stoffe, die allesamt das Immunsystem stärken.
- Essen Sie regelmäßig Jogurt mit lebenden Bakterienkulturen, denn das stärkt die Aktivität der körpereigenen Killerzellen, die Viren und Tumorzellen angreifen. Zudem erhöht Jogurt die Menge an Interferon im Körper, einem wichtigen abwehrstärkenden Stoff.
- Verwenden Sie möglichst häufig Knoblauch zum Kochen und zwischendurch auch einmal pur. Die scharfen Knollen

erhöhen die Schlagkraft des Abwehrsystems und schützen aufgrund ihrer starken antibakteriellen Wirkung vor Infektionen.

- Gehen Sie Stress und übermäßigen psychischen Belastungen so weit es geht aus dem Weg, und sorgen Sie für regelmäßige Erholungspausen, damit Körper, Geist und Seele immer wieder auftanken können.
- Führen Sie täglich abwehrstärkende Anwendungen wie beispielsweise Wechselduschen und Trockenbürsten durch. Auch ein Saunabesuch sollte (sofern Ihr Arzt nichts dagegen einzuwenden hat) einmal pro Woche auf Ihrem Programm stehen.
- Nehmen Sie Echinacea (aus Apotheke oder Reformhaus), Vitamin C oder Vitamin-C-Präparate (ebenfalls aus Apotheke oder Reformhaus) ein.

Zur Vorbeugung gegen jahreszeitlich bedingte Allergien wie Heuschnupfen sollten Sie regelmäßig eine aktivierende Massage der Nebennierenzonen sowie den Spezialgriff an der Solarplexuszone anwenden.

Allergische Reaktionen

Ob Heuschnupfen, allergisches Bronchialasthma, Nahrungsmittelunverträglichkeit, Kontaktekzem oder Neurodermitis – immer mehr Menschen reagieren übersensibel auf bestimmte Substanzen. Nahrungsmittel, Medikamente, Blütenpollen oder Umweltstoffe, die für Gesunde in normalen Konzentrationen unschädlich sind, lösen beim Allergiker eine krankhafte Überempfindlichkeitsreaktion des Immunsystems aus. Besonders häufig treten Kontaktallergien auf. Dabei verursacht der Hautkontakt mit bestimmten Stoffen eine allergische Reaktion. Diese allergenen Substanzen, häufig Nickel, Kobalt (in Modeschmuck, Gürtelschnallen oder Reißverschlüssen), Duftstoffe oder bestimmte kosmetische Grundstoffe, schädigen die Haut und führen zu einer Hautentzündung. Alle Hautstellen, die Kontakt mit dem auslösenden Stoff hatten, sind gerötet und angeschwollen. Nach einigen Tagen bilden sich dann nässende und

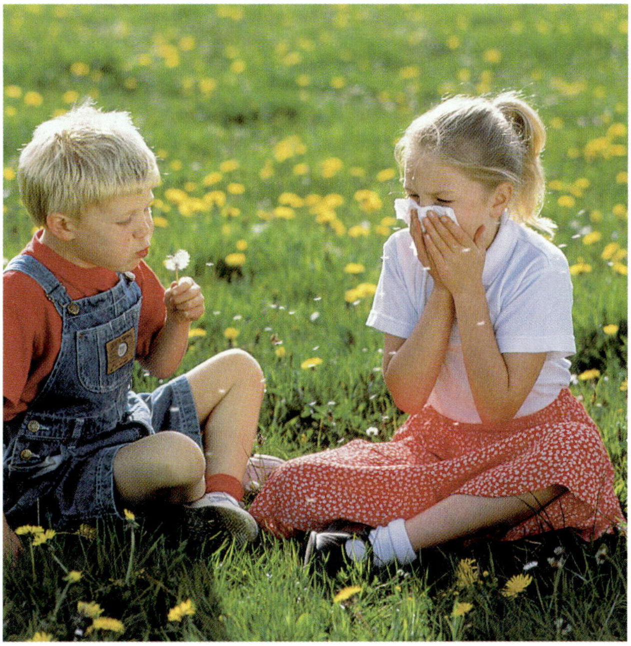

Wem es ebenso geht wie der kleinen Spielgefährtin, kann mit der Fußreflexzonenmassage gezielt gegen die frühjährlichen und frühsommerlichen Plagen angehen.

juckende Quaddeln, die oftmals in Schüben auftreten und dann wieder verschwinden. Bei hoher Sensibilität gegen den allergenen Stoff kann sich die Allergie auch an Stellen zeigen, die nicht direkt mit der auslösenden Substanz in Kontakt gekommen sind.

Die Ursachen von Allergien sind zunächst sicherlich in der wachsenden Umweltverschmutzung und in der zunehmenden Industrialisierung zu suchen. Dadurch kommen wir mit immer neuen, künstlich hergestellten Substanzen in Kontakt, die unser Immunsystem nicht kennt und auf die es sich erst einstellen muss. Bei manchen Menschen kann das Abwehrsystem nicht mehr angemessen reagieren. Besonders Kinder sind hier betroffen, sie reagieren zunehmend anfälliger auf schädigende Umweltsubstanzen. Allergien können jedoch auch psychisch bedingt sein: dauerhafter Stress, seelische Anspannung und geistige Überforderung schwächen das Immunsystem zusätzlich und setzen seine Reaktionsfähigkeit herab.

Bei Allergien ist eine individuelle Behandlung, die auf die Art und Ausprägung der Unverträglichkeit ausgerichtet ist, besonders wichtig und muss einem erfahrenen Arzt anvertraut werden.

Hält man sich vor Augen, dass bei Allergikern das Immunsystem übersensibel und unangemessen auf bestimmte Stoffe reagiert, wird klar, worauf die Behandlung zuallererst abzielen muss: auf die nachhaltige Stärkung der körpereigenen Abwehr. Genau hier greift die Reflexzonenmassage, denn sie unterstützt das Immunsystem, aktiviert die körpereigenen Selbstheilungskräfte und vermag auf diese Weise die übermäßige Empfindlichkeit bestimmten Substanzen gegenüber spürbar zu vermindern. Diese herabgesetzte Übersensibilität hat zum Ergebnis, dass die allergischen Reaktionen gelindert werden und oftmals völlig ausbleiben.

Die Behandlung

Im Vordergrund der Behandlung bei Allergien stehen die Zonen des lymphatischen Systems (siehe Seite 60ff.) sowie jene der Ausscheidungsorgane, Nieren und Nebennieren, Dünn- und Dickdarm sowie die der Leber. Da bei einer Überempfindlichkeit gegen bestimmte Stoffe die Psyche eine ausschlaggebende Rolle spielt, sollten Sie außerdem die übergeordneten Zentralen des vegetativen Nervensystems – z. B. den Solarplexus – über die zugehörigen Reflexzonen behandeln.

Führen Sie nachfolgende Behandlung ein- bis zweimal wöchentlich mindestens zwei Monate lang durch.

- Als Erstes massieren Sie die Zonen der Milz sowie des lymphatischen Systems jeweils aktivierend.
- Anschließend behandeln Sie mit einer aktivierenden Massage zuerst die Zonen von Nieren und Nebennieren, danach die der Leber und dann jene von Dünn- und Dickdarm.
- Für die Massage der Solarplexuszone wenden Sie den auf Seite 97 beschriebenen Spezialgriff an.

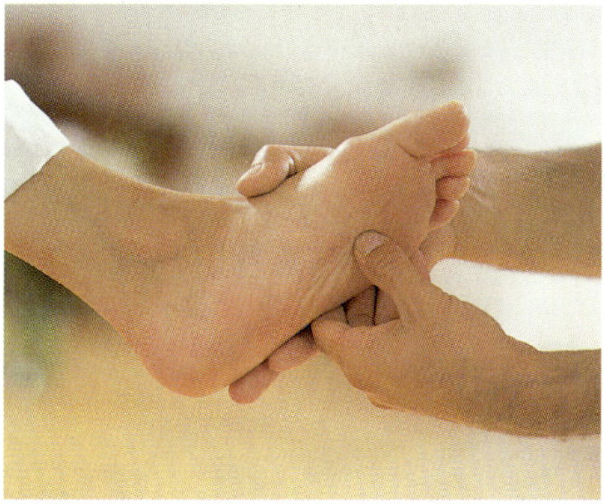

- Zur Wiederherstellung des bei Allergien oftmals aus dem Lot geratenen psychischen Gleichgewichtes behandeln Sie den Mittelpunkt der Ohrläppchen mit einer ausgleichenden, stabilisierenden Massage. Am obersten Punkt der die Ohrmuschel umgebenden knorpeligen Hautfalte arbeiten Sie dagegen beruhigend mit dem Sedierungsgriff.

Bei allergischen Beschwerden ist die Ausleitung von Stoffwechselschlacken und giftigen Abbauprodukten aus dem Organismus wichtig – diesen Prozess unterstützt die Massage der Nierenzonen.

Zusätzliche Maßnahmen

- Stellen Sie sich auf eine vollwertige Ernährung mit naturbelassenen Nahrungsmitteln um und achten Sie darauf, ausreichend Vitamine und Mineralstoffe zu sich zu nehmen.
- Gehen Sie Stress und übermäßigen psychischen Belastungen möglichst aus dem Weg. Gönnen Sie sich regelmäßige Erholungspausen, damit Körper, Geist und Seele wieder auftanken können.
- Führen Sie täglich abwehrstärkende Anwendungen wie beispielsweise Wechselduschen und Trockenbürsten durch. Gehen Sie regelmäßig in die Sauna. Am besten wäre ein wöchentlicher Saunabesuch, doch vorher sollten Sie Rücksprache mit Ihrem Arzt halten.
- Reduzieren Sie den Konsum von Genussmitteln wie Kaffee, Nikotin und Alkohol, so weit es Ihnen möglich ist.

Bei allergischem Asthma, Heuschnupfen und anderen allergischen Beschwerden sind die Zonen des lymphatischen Systems, besonders jene der oberen Lymphwege vermehrt druckempfindlich.

Angstzustände

Ängste stellen eine Art »Zwangsjacke« für die Betroffenen dar – die Befreiung daraus gelingt oft nur schwer. Zur Unterstützung in diesem Prozess hat sich die Reflexzonentherapie zigfach bewährt.

Angst und Furcht haben an sich eine sehr wichtige Aufgaben in unserem täglichen Leben, warnen sie uns doch vor gefährlichen Situationen und bewahren uns vor risikoreichem Verhalten. Zur Belastung wird das innere Warnsystem jedoch dann, wenn es ohne erkennbaren Anlass und vorschnell Alarm schlägt. Derartige irrationalen Ängste, so genannte Phobien, können für die Betroffenen zu einem ernsthaften Problem werden, da sie nicht willentlich zu beeinflussen sind und den Alltag stark beeinträchtigen. Obwohl Angstzustände, zumal wenn sie stark ausgeprägt sind, grundsätzlich therapeutischer Hilfe bedürfen, können Sie mit der Massage bestimmter Reflexzonen das übermäßig aktive Nervenkostüm beruhigen und so eine spürbare Linderung erzielen.

Die Behandlung

Führen Sie die Massage in akuten Fällen täglich, ansonsten zweimal wöchentlich durch.

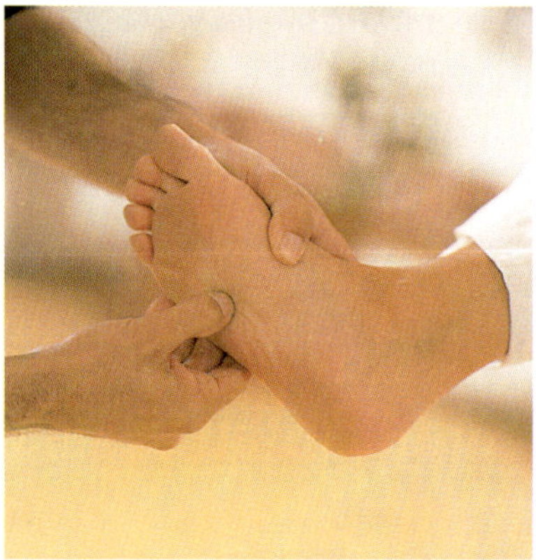

Um Stressreaktionen entgegenzuwirken, werden die Zonen der Nebennieren beruhigend massiert.

- Adrenalin, jenes Hormon, das uns bei Stress und Angst auf Trab bringt und entsprechend angemessen auf Gefahr reagieren lässt, wird in der Nebennierenrinde gebildet. Aus diesem Grund wird hier auch die Zone der Nebennieren behandelt, und zwar stabilisierend.
- Da Ängste auf den Magen und auf die Verdauung schlagen, sollten Sie auch die entsprechenden Zonen von Magen, Dünn- und Dickdarm mit einer beruhigenden Massage behandeln – am besten mit dem Sedierungsgriff.
- Zur Beruhigung der überreizten Nerven und zur allgemeinen Harmonisierung der Emotionen massieren Sie die Zone der Hirnanhangsdrüse an der Großzehenbeere aktivierend und wenden an der Solarplexuszone den auf Seite 97 beschriebenen Spezialgriff an.

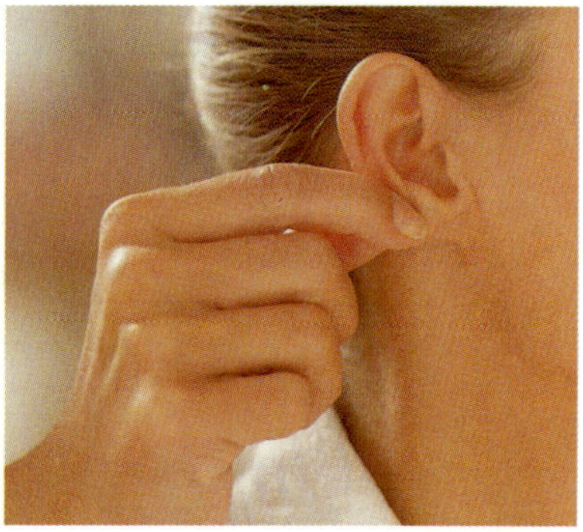

- Zum Abschluss widmen Sie sich den Ohren: Ganz unten, am äußersten Eckchen des Ohrläppchens massieren Sie mit dem Sedierungsgriff. Mit diesem Griff behandeln Sie auch ganz oben, die höchste Stelle der die Ohrmuschel umgebenden Hautfalte.
- In der Mitte des Ohrläppchens massieren Sie hingegen ausgleichend und stabilisierend, ebenso wie an jener Stelle, an der die Hautfalte um die Ohrmuschel endet und sich zum Inneren des Ohrs hinwendet.

Am Ohrläppchen befindet sich die Angstzone, weshalb dieser Bereich beruhigend massiert werden sollte.

Appetitlosigkeit

Appetitmangel geht in den meisten Fällen auf Ernährungsfehler zurück: unregelmäßige und zu reichhaltige Mahlzeiten, zu viele Süßigkeiten, zu kalte oder zu heiße Speisen. Häufig spielt auch die Psyche eine Rolle, wenn das Essen nicht mehr so recht schmecken will: Stress, übermäßige nervliche Anspannung und eine erdrückende Sorgenlast nehmen den Appetit. Manchmal liegen auch körperliche Ursachen zugrunde, wie beispielsweise fieberhafte Erkrankungen, selten auch eine ungenügende Magensaftproduktion.

Die Behandlung der Reflexzonen hilft besonders bei Appetitstörungen, deren Ursachen in der Psyche gründen, denn sie vermag die körpereigenen Steuerungsmechanismen zur Nahrungsaufnahme zu reaktivieren.

Zur Behandlung von mangelndem Appetit erfolgt als Erstes die Massage der Magenzone, um die Verdauungssäfte wieder zum Fließen zu bringen.

Die Behandlung

In akuten Fällen sollten Sie jeweils 20 Minuten vor den Mahlzeiten massieren, ansonsten zwei- bis dreimal wöchentlich.

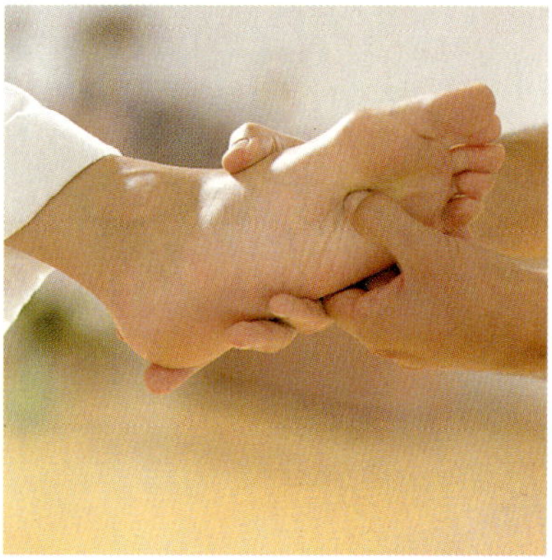

- Ganz klar, bei mangelndem Appetit muss der Magen sowie die Produktion der Verdauungssäfte angeregt werden. Dies bewerkstelligen Sie über eine aktivierende Massage der Magen- sowie der Bauchspeicheldrüsenzone.
- Da es bei mangelndem Appetit oft auch mit der Verdauung nicht so recht klappt, müssen die Zonen von Dünn- und Dickdarm behandelt werden, und zwar ebenfalls mit einer aktivierenden Massage.

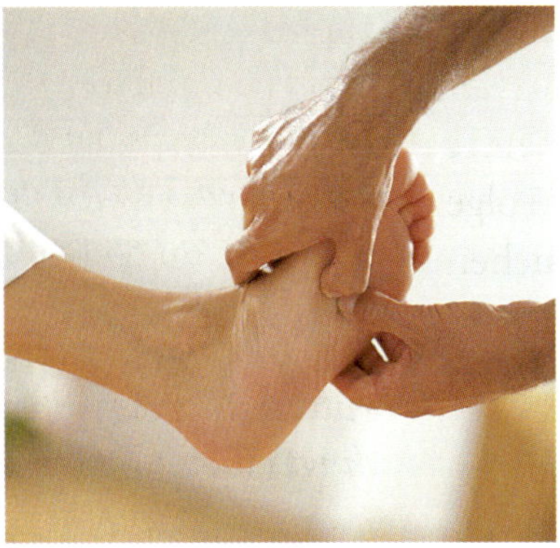

Unverzichtbar, wenn es um die Linderung überwiegend psychisch bedingter Störungen geht: die Solarplexuszonenbehandlung.

- Um Seele und Gefühlswelt zu harmonisieren und den gesamten Organismus zu entspannen, wenden Sie an der Solarplexuszone den auf Seite 97 beschriebenen Spezialgriff an.
- Auch die Massage am Ohr darf natürlich nicht fehlen: Behandeln Sie die Innenkante des Ohrläppchens mit dem Sedierungsgriff. Seitlich oben, an der Stelle, wo die Hautfalte um die Ohrmuschel eine Kurve macht und sich anschickt nach unten zu neigen, massieren Sie hingegen aktivierend.

Zusätzliche Maßnahmen

- Vermeiden Sie Süßigkeiten und zuckerhaltige Getränke. Besonders bei Kindern ist dies häufig der Grund, weshalb sie lustlos im Essen herumstochern und schon nach wenigen Bissen nichts mehr essen wollen.
- Nehmen Sie keine größeren Zwischenmahlzeiten zu sich. Gegen einen Apfel oder ein Jogurt zwischendurch ist nichts einzuwenden, doch recht viel mehr nimmt den Hunger und vor allem die Lust auf die eigentlichen Mahlzeiten.
- Achten Sie auf ausreichende Bewegung und einen regelmäßigen Stuhlgang.

Atemwegsbeschwerden

Bereits beim ersten Auftreten von Symptomen wie Atemnot, Brustenge und krampfartigem Husten sollten Sie einen Arzt konsultieren, der die Ursachen dafür klärt.

Zu den häufigsten Störungen im Bereich der Atemwege – abgesehen von Erkältungskrankheiten, die ab Seite 124 gesondert besprochen werden – zählen Asthma und Bronchitis. Typische Symptome des in vielen Fällen allergisch bedingten Asthmas sind Kurzatmigkeit, Atemnot, Enge- und Druckgefühl auf der Brust sowie anfallartiger Husten.

Asthma tritt meist bereits in der Kindheit auf und kann vererbt oder durch Allergien gegen bestimmte Stoffe bedingt sein: Pflanzen, Tierhaare und bestimmte Nahrungsmittel sowie chemische Substanzen können die Anfälle auslösen. Auch psychische Probleme wie unterdrückte Emotionen, Stress und ungelöste Konflikte können die Ursache sein sowie immer wiederkehrende, nicht ausgeheilte Infekte, welche das Immunsystem nachhaltig schwächen.

Bronchitis äußert sich durch starken Reizhusten, Schüttelfrost und Fieber. Weitere Symptome sind Brennen und Schmerzen unter dem Brustbein, Kitzeln im Kehlkopf und ein allgemeines Krankheitsgefühl. Zu einer Bronchitis kommt es meist in Folge von bakteriellen Infektionen der Atemwege. Durch Rauchen wird die Entstehung dieser Krankheit gefördert. Eine Bronchitis sollte immer vollkommen ausgeheilt werden, denn sie wird leicht chronisch – der »Raucherhusten« ist ein typisches Beispiel dafür.

Auch wenn die Massage der Reflexzonen Beschwerden der Atemwege wie beispielsweise Asthma oder Bronchitis nicht heilen kann, bringt sie als Zusatzmaßnahme zur ärztlichen Therapie doch eine deutliche Erleichterung, indem sie die Lunge und die Atemwege entspannt und deren Selbstreinigung anregt.

Sollte sich Fieber einstellen und die Atembeschwerden zunehmen, besteht der Verdacht auf eine beginnende Lungenentzündung. In diesem Fall müssen Sie unbedingt einen Arzt aufsuchen. Das gilt auch dann, wenn sich Ihre Atembeschwerden nicht nach drei bis vier Tagen gebessert haben.

Die Behandlung

Den Zangengriff an den Luftröhrenzonen wenden Sie jeweils im akuten Fall und bei Bedarf an, ansonsten massieren Sie ein- bis zweimal die Woche.

- Bei Atembeschwerden jedweder Art, doch vor allem bei einem starken Husten- oder Asthmaanfall, hilft Folgendes: Pressen Sie an beiden Füßen gleichzeitig Daumen und Zeigefinger im Zangengriff in die Zonen der Luftröhre. Bei Asthmatikern sollten Sie danach den Spezialgriff an der Solarplexuszone ausführen (siehe Seite 97), um für eine allgemeine Entspannung nach dem Anfall zu sorgen.
- Im Anschluss daran behandeln Sie die Zonen der Lunge mit einer stabilisierenden Massage.
- Die Bronchienzonen massieren Sie beruhigend – am besten mit dem Sedierungsgriff.
- Zur allgemeinen Stärkung des Immunsystems behandeln Sie die Nebennierenzonen aktivierend.

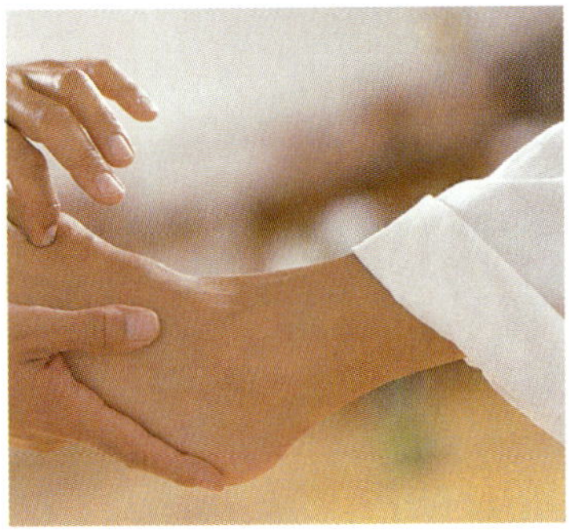

Diese Behandlung der Luftröhrenzone kann auch einfach zwischendurch angewendet werden, um quälendem Hustenreiz ein Ende zu bereiten.

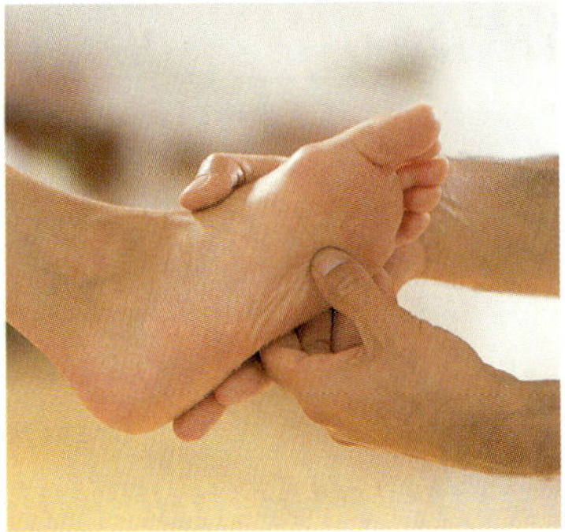

Die Nebennieren sind für das Funktionieren der Immunabwehr wichtig.

Zusätzliche Maßnahmen

- Führen Sie regelmäßig Atemübungen durch. Eine solche »Gymnastik« für die Atmung kann man auch in speziellen Kursen erlernen.
- Machen Sie Urlaub oder eine Kur. Eine Luftveränderung wirkt sich, vor allem bei Asthmapatienten, sehr positiv aus. Der richtige Ort für eine solche Klimakur sind die höheren Berglagen sowie die Nordsee- und Atlantikküste.
- Trinken Sie täglich mindestens zwei Liter – am besten Kräutertees oder auch Wasser.
- Ausgiebige Spaziergänge in flottem Tempo und warm eingepackt fördern das Schwitzen und damit die Ausscheidung der Giftstoffe über die Haut. Die ist bei jeder Witterung möglich und auch für das allgemeine Wohlbefinden förderlich.
- Nehmen Sie nicht leichtfertig kodeinhaltige Hustenblocker ein. Diese unterdrücken den Husten und verhindern so, dass sich der Körper vom Schleim und damit von Bakterien und Viren befreien kann.

Blasenentzündung

Kommt es im Zuge von Blasenentzündungen zu Fieber, müssen Sie baldmöglichst zum Arzt gehen, weil in diesem Fall auch Nieren oder Harnleiter von der Entzündung betroffen sein können.

Untrügliche Vorboten einer Blasenentzündung sind der stetig zunehmende Harndrang und immer stärker werdende Schmerzen beim Wasserlassen. Im weiteren Verlauf der Entzündung verändert sich der Urin und wird trübe, teilweise sogar blutig. Kennzeichnend für eine Blasenentzündung sind darüber hinaus krampfartige Schmerzen nach dem Wasserlassen, besonders unter dem Schambein.

Blasenentzündungen treten überwiegend bei Frauen auf, denn ihre Harnröhre ist wesentlich kürzer als die der Männer. So können Bakterien von der Mündung der Harnröhre aus leichter bis in die Blase vordringen.

Auslöser dieser äußerst unangenehmen Erkrankung ist in der Regel eine Auskühlung des Unterleibs; beispielsweise wenn Sie kalte und nasse Füße bekommen oder zu lange einen nassen Badeanzug getragen haben. Dadurch wird das Immunsystem derartig geschwächt, dass die in der Blase befindlichen Bakterien zum Ausbruch der Entzündung führen können. Sie gelangen entweder über die Harnröhre und den Harnleiter in die

Blase, oder sie befinden sich bereits in Blut und Lymphflüssigkeit. Eine Blasenentzündung kann aber auch unliebsame Folge von Geschlechtsverkehr sein, indem die Krankheitserreger mit dem Penis in die Scheide gelangen und von dort aus schnurstracks zur Blase wandern.

Die Behandlung

Bei einer akuten Blasenentzündung sollten Sie die nachfolgend beschriebene Massage einmal täglich durchführen, so lange die Krankheit anhält.

Zur allgemeinen Stärkung der Blase und des Harnleiters und damit zur Vorbeugung massieren Sie einmal wöchentlich über einen längeren Zeitraum hinweg.

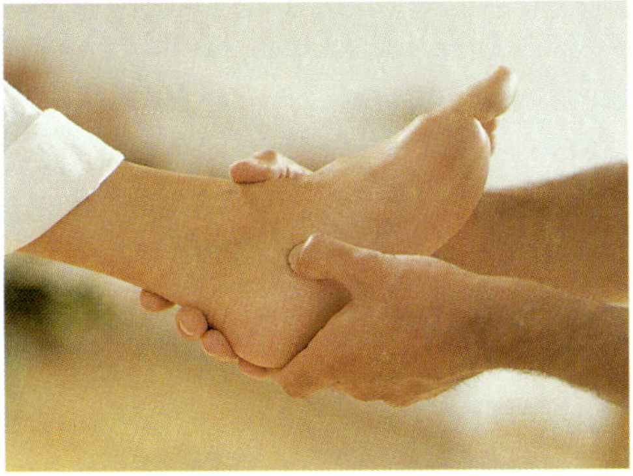

Die Zone von Blase und Blasenschließmuskel massieren Sie sedierend mit der Daumenkuppe.

- Behandeln Sie die Zone von Blase und Blasenschließmuskel mit dem Sedierungsgriff sehr sanft und beruhigend.
- Auch die Harnleiterzone wird beruhigend massiert.
- Zur Stärkung der körpereigenen Abwehrkraft massieren Sie alle Zonen des lymphatischen Systems sowie die Zone der Nebenniere jeweils aktivierend.
- Hinter Blasenentzündungen, zumal wenn sie häufig wiederkehren, verbergen sich häufig psychische Probleme. Massieren Sie darum das Ohr mit den beim Grundprogramm für die Ohrreflexzonen beschriebenen Massagen zur »Stärkung der emotionalen Energie« und zur »Harmonisierung des gesamten Körpers« (siehe Seite 106).

Hinter hartnäckigen, wiederholt auftretenden Entzündungen der Blase verbergen sich oftmals Probleme im partnerschaftlichen und sexuellen Bereich, die über lange Zeit verdrängt worden sind.

Zusätzliche Maßnahmen

- Das Wichtigste ist: viel trinken, und zwar Tees, Mineralwässer und Säfte; säurehaltige Getränke sollten Sie meiden. Kaffee, schwarzer Tee und Alkohol sind vorübergehend tabu, denn sie reizen zu sehr.

- Essen Sie regelmäßig Jogurt mit lebenden Bakterienkulturen, denn das säuert das Scheidenmilieu an und wirkt damit dem Aufsteigen schädlicher Krankheitserreger entgegen.
- Sorgen Sie stets für warme Füße und einen warmen Unterleib – mit Wollsocken, warmer Unterwäsche und vorbeugend mit einem warmen Fußbad.
- Wechseln Sie nach dem Schwimmen immer gleich den Badeanzug.
- Gehen Sie nach dem Geschlechtsverkehr möglichst bald auf die Toilette.
- Stärken Sie Ihre Abwehrkräfte, z. B. durch Trockenbürsten, Wechselduschen, Sauna und Massagen.

Bluthochdruck

Bluthochdruck gehört in die Hände eines erfahrenen Arztes. Die Behandlung kann jedoch durch Reflexzonenmassage wirksam unterstützt werden.

Von Bluthochdruck spricht man, wenn der Wert bei wiederholten Messungen zu verschiedenen Zeiten über 140/95 Millimeter Quecksilber liegt. Bei jedem vierten Erwachsenen werden dauerhaft erhöhte Blutdruckwerte gemessen, das sind bis zu 20 Prozent unserer Bevölkerung.

Hypertonie kann man deshalb mit Recht als eine Volkskrankheit bezeichnen – deren Gefahren jedoch nach wie vor bagatellisiert werden. Denn die erhöhten Blutdruckwerte verursachen zunächst, abgesehen von zeitweiligen Kopfschmerzen und Schwindelanfällen, so gut wie keine Beschwerden. Erst nach einigen Jahren stellen sich, bedingt durch die permanente Überbeanspruchung der Blutgefäße, die ersten spürbaren Gesundheitsstörungen ein: Veränderungen an Arterien und Venen, infolge derer sich schwere Krankheiten wie beispielsweise Arteriosklerose, Herzinfarkt, Schlaganfall und Nierenversagen entwickeln können.

Bei der Entstehung des Bluthochdrucks spielen verschiedene Faktoren zusammen. Zu den häufigsten Risikofaktoren gehören Übergewicht, Rauchen, eine zu salzhaltige und kalorienreiche Ernährung sowie chronischer Bewegungsmangel. Zusätzlich zur Therapie eines Arztes oder Therapeuten kann die Massage der Reflexzonen beachtliche Erfolge bei Bluthochdruck erzielen – umso mehr, wenn Sie die Risikofaktoren so weit es geht beseitigen und meiden.

Die Behandlung

Führen Sie die nachfolgende Massage zweimal wöchentlich über einen längeren Zeitraum von mindestens sechs Wochen durch.

- Zur Regulierung des Blutdrucks steht an erster Stelle ein Spezialgriff am Fußrücken: Streifen Sie mit einem sanften Zangengriff – der Zeigefinger liegt dabei auf dem Fußrücken – an den Furchen der Mittelfußknochen entlang vor zu den Zehenzwischenräumen. Führen Sie diese Behandlung an beiden Füßen und mit beiden Händen aus – erst am rechten, dann am linken Fuß.
- Im Anschluss behandeln Sie die Herzzone mit einer sehr sanften, beruhigenden Massage der Daumenkuppe – wenden Sie hierzu den Sedierungsgriff an.
- Da die Nierenfunktion einen direkten Einfluss auf die Regulation des Blutdruckes hat, sollten Sie die Zonen von Nieren und Nebennieren mit einer aktivierenden Massage in die Behandlung mit einbeziehen.

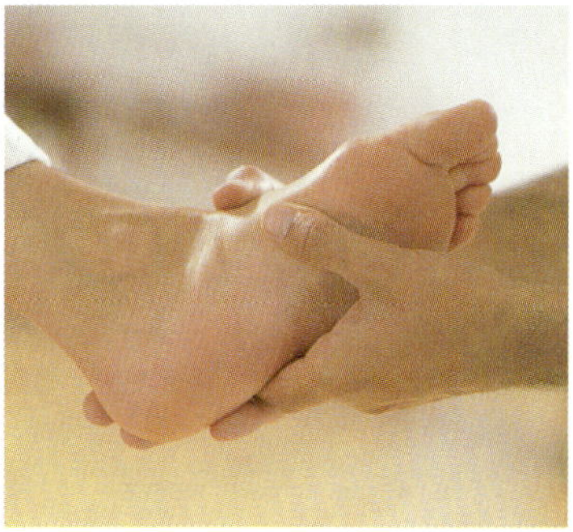

Vor der eigentlich Behandlung der Kreislaufzonen empfiehlt es sich, zuvor einige Male sanft mit der Daumenkuppe über den Fußrücken zu streichen – in Richtung Bein.

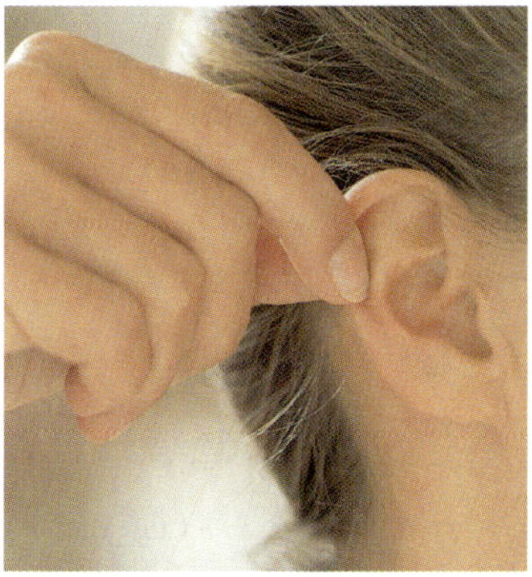

- Auch bei Bluthochdruck sollte die Behandlung der Ohrreflexzonen nicht fehlen: Massieren Sie in der Mitte der Hautfalte, welche die Ohrmuschel umgibt (etwa auf Höhe der Öffnung des äußeren Gehörganges), mit der Kuppe des Zeigefingers unter kräftigem Druck, um diese Zone zu aktivieren.
- In der Mitte des Ohrläppchens massieren Sie hingegen beruhigend, ebenso wie an jener Stelle, an der die Hautfalte um die Ohrmuschel endet und sich zum Inneren des Ohrs hinwendet. In beiden Fällen empfiehlt sich der Sedierungsgriff.
- Abschließend massieren Sie die Hirnanhangsdrüsenzone stabilisierend und wenden an der Solarplexuszone den auf Seite 97 beschriebenen Spezialgriff an, der allgemein entspannend auf den gesamten Organismus wirkt.

Auch zur Beruhigung des Nervenkostüms – die Behandlung der Solarplexuszone.

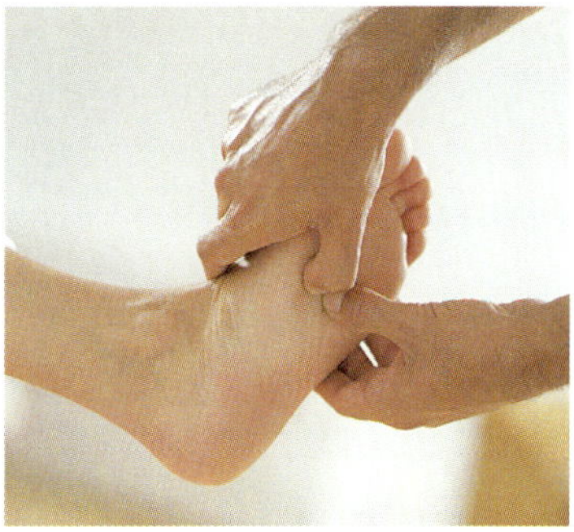

Reflexzonenmassage reguliert den Cholesterinspiegel

Studien chinesischer Wissenschaftler ergaben, dass die regelmäßige Behandlung der Fußreflexzonen den Gehalt an schädlichem Low density Lipoprotein (LDL)-Cholesterin im Blut deutlich absenkt. Die Forscher nehmen an, dass dieser Effekt darauf zurückzuführen ist, dass die Massage der Fußreflexzonen die feinsten Blutgefäße, die Kapillaren kräftigt, die Wände der Blutgefäße stärkt und ihre Elastizität fördert, die Durchblutung von Herz und Gehirn anregt und auf diese Weise den Fettstoffwechsel reguliert.

Die mediterrane Ernährung hat sich groß angelegten Studien zufolge als wirksam gegen Erkrankungen von Herz und Kreislauf erwiesen.

Zusätzliche Maßnahmen

- Vermeiden Sie die Risikofaktoren. Schränken Sie vor allem die Verwendung von Kochsalz weitgehend ein.
- Stellen Sie Ihre Ernährung auf Vollwertkost um. Nehmen Sie ausreichend Ballaststoffe, Vitamine und Mineralstoffe zu sich.
- Essen Sie regelmäßig Knoblauch.
- Verwenden Sie so oft wie möglich hochwertiges, kaltgepresstes Olivenöl.
- Zwei- bis dreimal pro Woche sollte fettreicher Fisch, wie Lachs, Makrele, Sardinen oder Thunfisch, auf Ihrem Speisezettel stehen.
- Bevorzugen Sie Lebensmittel, die reich an Kalzium und Kalium sowie an Vitamin C sind.
- Führen Sie regelmäßig Trinkkuren mit Molke durch – das Milchserum trägt dazu bei, den Blutdruck sowie auch erhöhte Blutfett und Cholesterinwerte zu senken.
- Bewegen Sie sich regelmäßig und ausgiebig an der frischen Luft.

Depressive Verstimmungen

Wir kennen sie alle, diese Momente, in denen man den Mut zu verlieren droht und die Stimmung sich zusehends verdüstert. Man hat zu nichts mehr Lust, ist energielos, müde und verzweifelt. Hinter solchen Gefühlslagen, die der Fachmann als depressive Verstimmungen bezeichnet, verbergen sich häufig unterdrückte Aggressionen und tiefe seelische Verletzungen – die man sich meist selbst nicht eingesteht oder auch nicht eingestehen kann.

Hier ist die Massage der Reflexzonen eine wirksame Hilfe, denn sie gleicht seelische Disharmonien aus, indem sie beruhigt oder stimuliert, sie löst Blockaden und lässt damit die seelischen und geistigen Energien wieder fließen. Zugleich bringt sie verdrängte, unausgelebte Emotionen und Ängste an die Oberfläche, sodass diese bewusst wahrgenommen und verarbeitet werden können. Eine wichtige Voraussetzung, um aus einem Stimmungstief heraus und wieder zu Ausgeglichenheit und Harmonie zurückzufinden.

Im Gegensatz zu depressiven Verstimmungen, die nach einiger Zeit verschwinden, ist eine anhaltende schwere Depression eine ernsthafte Erkrankung, die von einem Facharzt behandelt werden muss.

Die Behandlung

Massieren Sie zweimal pro Woche, solange die seelische »Schieflage« besteht. In akuten Fällen können Sie auch täglich behandeln.

- Wenn es um die psychische Verfassung geht, stehen die Reflexzonen des Ohres natürlich im Vordergrund: An jener Stelle, an der die Hautfalte um die Ohrmuschel endet und sich zum Inneren des Ohrs hinwendet, behandeln Sie beruhigend mit dem Sedierungsgriff. Ebenso beruhigend massieren Sie an der höchsten Stelle der die Ohrmuschel umgebenden knorpeligen Hautfalte. Am untersten Ende des Ohrläppchens wenden Sie dann noch einmal den Sedierungsgriff an.
- In der Mitte der Hautfalte, welche die Ohrmuschel umgibt, etwa auf der Höhe der Öffnung des äußeren Gehörganges, massieren Sie hingegen mit der Kuppe des Zeigefingers unter kräftigem Druck, um diese Zone zu aktivieren.
- Die Behandlung geht weiter mit der aktivierenden Massage der Hirnanhangsdrüsenzonen, die sich an den Großzehenbeeren befinden.

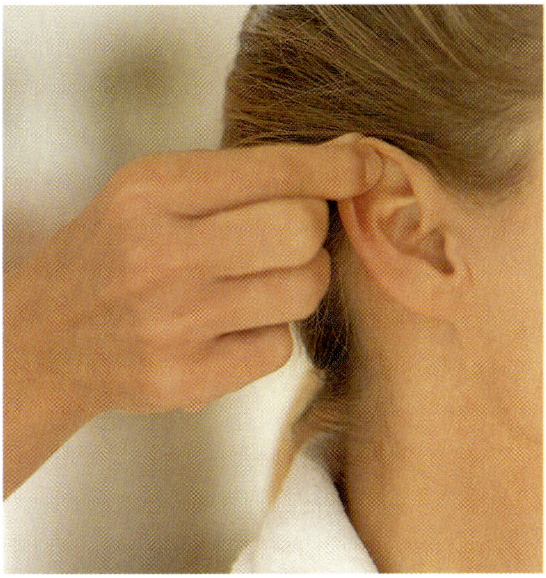

Am höchsten Punkt der Ohrmuschel liegt die Zone der Angst. Da diese hinter den meisten depressiven Verstimmungen steht, ist ihre beruhigende Behandlung unverzichtbar.

Um Beschwerden mit der Atmung zu bessern, gehört auch eine anregende Massage der Luftröhrenzone mit zur Therapie.

- Im Anschluss daran wenden Sie den auf auf Seite 97 beschriebenen Spezialgriff für die Solarplexuszone an, für eine umfassende Harmonisierung von Körper und Gefühlswelt.
- Die traditionelle chinesische Medizin ordnet Stimmungstiefs den Atmungsorganen, allen voran der Lunge zu – in der Tat ist bei vielen Patienten mit depressiven Verstimmungen die Atmung flach und verhalten. Aus diesem Grund sollten Sie auch die Zonen der Luftröhre aktivierend massieren.

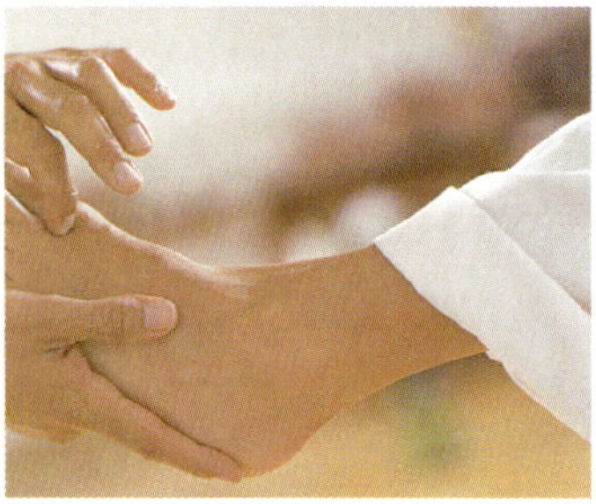

- Hinter depressiven Stimmungen stehen vielfach unterdrückte Aggressionen und hinuntergeschluckter Ärger; das legt sich wiederum auf Leber und Galle. Behandeln Sie daher die Leber- und die Gallenzone beruhigend, am besten eignet sich hierzu der Sedierungsgriff.

Erkältungskrankheiten

Eigentlich müssen die charakteristischen Symptome nicht mehr genannt werden, denn wer hat sie nicht schon am eigenen Leib erlebt. Als da wären: Schluckbeschwerden, Halsschmerzen, Heiserkeit, Schnupfen, Husten, Fieber, Schüttelfrost, allgemeines Schwächegefühl, Frösteln, Glieder-, Muskel- und Kopfschmerzen sowie Appetitlosigkeit. Verantwortlich für all diese Übel sind in der Regel Unterkühlung und Schwächung des Immunsystems, wodurch die Abwehrkraft des Körpers gesenkt wird. Auf diese Weise können Bakterien und Viren, in den meisten Fällen die so genannten Rhinoviren, wesentlicher einfacher als sonst »zuschlagen«. Rhinoviren sind Krankheitserreger, die sich bei einem geschwächten Abwehrsystem bevorzugt an der Nasenschleimhaut festsetzen und diese reizen.

Haben sich die Beschwerden nach einer knappen Woche nicht wesentlich gebessert und treten dazu Kopfschmerzen und Fieber auf, sollten Sie einen Arzt hinzuziehen.

Die Behandlung

Führen Sie die nachstehende Massage zwei- bis dreimal wöchentlich durch. Auch nach Besserung der Beschwerden sollten Sie einmal pro Woche massieren.

- Um die Abwehrkräfte zu stärken, bezieht die Behandlung die Massage der Zonen des lymphatischen Systems mit ein: Massieren Sie die Zonen der oberen Lymphwege in den Zehenzwischenräumen mit der auf Seite 92 beschriebenen speziellen Technik.

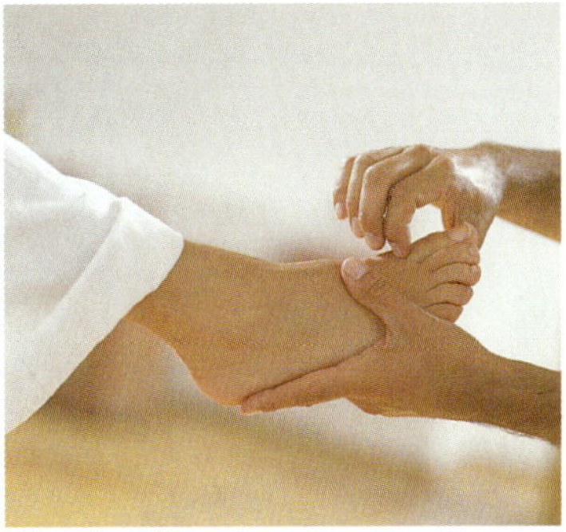

Die Zonen des Mund- und Rachenraumes, an den großen Zehen gelegen, bedürfen einer anregenden Behandlung.

- Danach widmen Sie sich der Behandlung der Milzzone – kreisend und aktivierend massieren – und schließlich der Thymusdrüsenzone, welche Sie stabilisierend mit der Daumenkuppe behandeln.
- Nun folgt die Behandlung der Stirn- und Nebenhöhlenzonen an den Zehenbeeren sowie der Zonen des Mund- und Rachenraumes, die Sie aktivierend massieren, um die Versorgung und Durchblutung der Schleimhäute anzuregen.
- Die Zone der Hirnanhangsdrüse an der Großzehenbeere behandeln Sie stabilisierend.

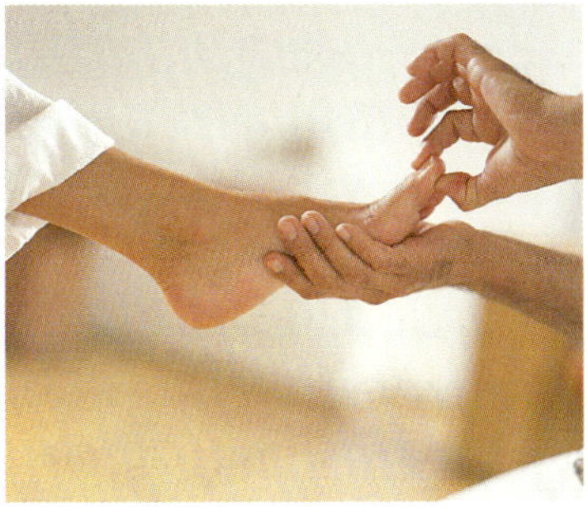

An der Hypophysenzone der Großzehenbeere wird dagegen etwas ruhiger vorgegangen.

- An der Lungen- und der Bronchienzone arbeiten Sie beruhigend mit dem Sedierungsgriff.
- Um die besonders bei Erkältungen und einer geschwächten Abwehrkraft wichtige Ausleitung von Gift- und Schlackenstoffen aus dem Körper zu unterstützen, behandeln Sie auch die Zone der Nieren mit einer aktivierenden Massage.
- Zur allgemeinen Stärkung des Immunsystems massieren Sie die Zonen des lymphatischen Systems sowie der Nebenniere aktivierend.
- An der Innenkannte des Ohrläppchens massieren Sie sanft stabilisierend mit der Kuppe des Zeigefingers.

Zusätzliche Maßnahmen

- Wenn Sie Schüttelfrost und Fieber haben, bleiben Sie für ein bis zwei Tage oder so lange, bis Sie sich wieder besser fühlen, im Bett.
- Geben Sie sich regelmäßig einen »Vitamin-C-Stoß«: Hierzu bieten sich Schwarzer Johannisbeer-, Zitronen-, Sanddornsaft und Hagebuttentee an, auch Kiwis sind wahre Vitamin-C-Bomben. Sie können sich zudem in der Apotheke Echinacea-Präparate besorgen.

Eine ideale Alternative zu den genannten Vitamin-C-Quellen ist der Saft der Acerola-Kirsche. Präparate mit Acerola-Extrakt gibt in es Form von Kautabletten, Saft oder Dragees.

- Verzichten Sie für einen oder zwei Tage auf feste Nahrung. Es unterstützt den Körper in seinem Heilungsbestreben, wenn nicht unnötig Energie zur Verdauung verbraucht wird.
- Tun Sie alles, was Ihre Abwehrkräfte stärkt (siehe Seite 110).
- Gehen Sie täglich, auch bei nicht so schönem Wetter, warm eingepackt spazieren.

Gelenkbeschwerden

Die Massage der Fußreflexzonen kann bei vielen Beschwerden im Bereich der Gelenke und Knochen deutliche Besserung erzielen, denn sie lindert Schmerzen, löst Blockaden und verbessert die Beweglichkeit des gesamten Skelettsystems.

Schmerzhafte, entzündliche Beschwerden an den Gelenken gibt es in vielerlei Ausprägungen, und sie haben die unterschiedlichsten Ursachen. Sehr häufig kommt die Arthritis vor, eine Erkrankung des rheumatischen Formenkreises. Bei dieser akuten oder chronischen Entzündung der Gelenke bestehen im Anfangsstadium außer der besonders morgens auftretenden Steifheit der Gelenke wenig Beschwerden. Im weiteren Verlauf kommt es dann jedoch zu länger anhaltenden Schwellungen und Entzündungen der Gelenke, die mit Schmerzen bei Bewegung oder Druck sowie Überwärmung einhergehen.

Die Ursachen für Arthritis sind zum einen in einer dauerhaften Überbeanspruchung der Gelenke, beispielsweise durch schwere körperliche Arbeit, Leistungssport oder Übergewicht, zu suchen. Ein weiterer Grund ist eine schlechte Stoffwechselsituation. Dazu kann es kommen, wenn der Stoffwechsel träge ist und seine Aufgaben nicht mehr richtig erfüllt, oder wenn jemand durch eine schlechte Ernährung so »verschlackt« ist, dass der Körper mit der Ausscheidung der übermäßig vielen Schadstoffe in Verzug gerät. Der Konsum von Alkohol, Nikotin und Kaffee sowie mangelnde körperliche Bewegung erhöhen das Risiko, an Arthritis zu erkranken, zusätzlich. Weitere Gründe sind angeborene Gelenkveränderungen, Verletzungen oder Brüche.

Die Behandlung

Zur frühzeitigen Erkennung und Behandlung sollten Sie bei allen Arten von Gelenkbeschwerden und insbesondere bei länger anhaltenden Gelenkschmerzen zum Arzt gehen. Die nachstehenden Empfehlungen sind als Unterstützung seiner Therapie zu verstehen.

Führen Sie die nachstehend empfohlene Massage zweimal wöchentlich durch.

- Beruhen Ihre Gelenkbeschwerden überwiegend auf Abnutzungserscheinungen, führen Sie an den Zonen der betroffenen Gelenke eine beruhigende Massage mit dem Sedierungsgriff durch.
- Bei rheumatischen Beschwerden an den Gelenken massieren Sie die Zonen der gesamten Wirbelsäule (also Hals-, Brust- und Lendenwirbelsäule) sowie die Nackenzone sedierend.

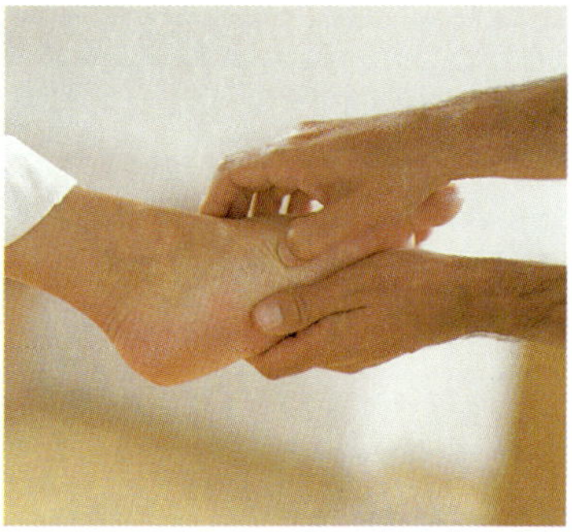

Schmerzt es beispielsweise überwiegend am Ellbogen, sollte die Zone des Ellbogengelenks sediert werden.

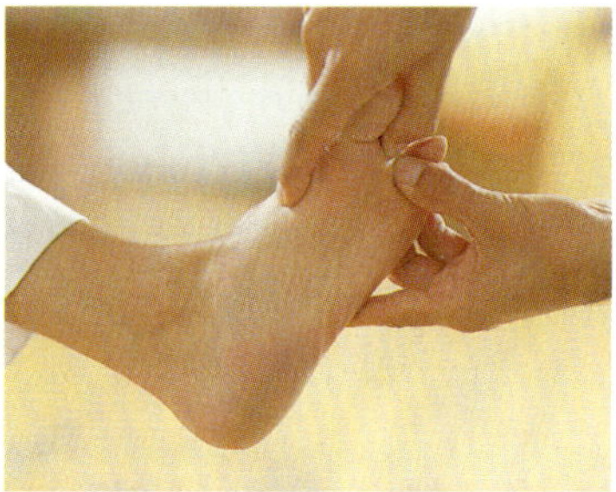

Die gesamte Wirbelsäulenzone wird von den Großzehen beginnend beruhigend massiert.

- Auch die Zonen von Schulter und Schultergürtel behandeln Sie mit einer beruhigenden Massage – am besten mit dem Sedierungsgriff.
- An den Ohren massieren Sie in der Mitte des Ohrläppchens sowie an jener Stelle, an der die Hautfalte um die Ohrmuschel endet und sich zum Inneren des Ohrs hinwendet, stabilisierend.
- In der kleinen Höhle im Inneren der Ohrmuschel, direkt neben der Öffnung des äußeren Gehörganges, massieren Sie dagegen aktivierend.

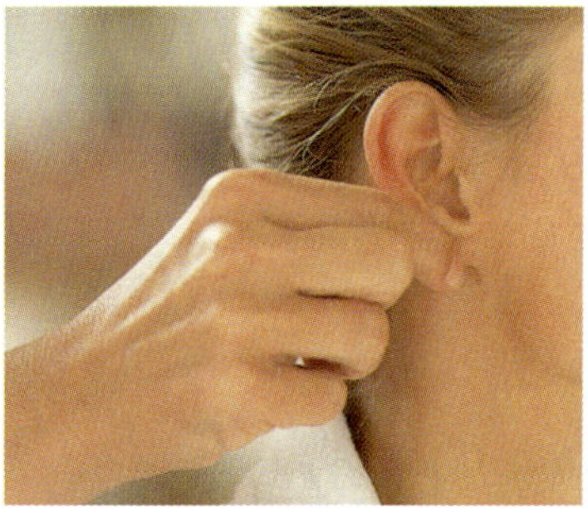

Eine Massage des Ohrläppchens entfaltet beruhigende Wirkungen auf den gesamten Organismus.

Zusätzliche Maßnahmen

- Achten Sie grundsätzlich auf eine gelenkschonende Bewegung. Vor allem, wenn Hüft-, Knie- und Fußgelenke betroffen sind, sollten Sie Joggen, langes Stehen, ausgedehnte Wanderungen und Radtouren sowie schweres Tragen vermeiden. Schwimmen und leichte Gymnastikübungen sind dagegen empfehlenswert.
- Nehmen Sie verstärkt Kalzium und die Vitamine C, E sowie der B-Gruppe zu sich. Bei Gelenkbeschwerden ist der Tagesbedarf an diesen Stoffen erhöht.
- Trinken Sie regelmäßig Frischpflanzensäfte wie beispielsweise Birken-, Brennnessel- und Wacholdersaft.

Hauterkrankungen

Hautbeschwerden, vor allem allergisch bedingte, treten in den letzten Jahren deutlich häufiger auf. Dazu tragen zunehmende Luft- und Umweltverschmutzung sicher ihren Teil bei.

Die Haut spiegelt unser Gesamtbefinden wider: In ihr manifestieren sich die Folgen unserer momentanen Lebensweise. Schon das kleinste Ungleichgewicht im körperlichen oder seelischen Bereich macht sich an Zustand und Aussehen der Haut bemerkbar: Rötungen, Juckreiz, Schüppchen, Mitesser etc. Aggressive Waschlotionen und häufiges Duschen und Baden tun ein Übriges, indem sie den Schutzfilm der Haut durch eine Änderung des pH-Wertes angreifen und so dafür sorgen, dass das hauteigene Abwehrsystem nicht mehr ausreichend Schutz vor schädigenden Umwelteinflüssen bietet. Eine der vielen Folgen sind Hautentzündungen, so genannte Ekzeme, die durch den Kontakt mit allergenen oder mit giftigen Stoffen ausgelöst werden. Giftig sind beispielsweise Säuren und Laugen, beim allergischen Ekzem (Kontaktekzem) besteht eine Allergie gegen bestimmte Soffe (siehe Seite 111).

Reflexzonenmassage kann Beschwerden der Haut zwar nicht heilen, insbesondere, wenn es sich um schwerwiegende Krankheiten wie Neurodermitis oder Schuppenflechte handelt. Sie kann jedoch die Haut in ihren Funktionen unterstützen und so ihre Anfälligkeit für Erkrankungen herabsetzen. Da viele Hautleiden psychosomatischer Natur sind, wirkt die Massage der Reflexzonen über die allgemeine Entspannung und Harmonisierung der emotionalen Verfassung, die sie bewirkt, zusätzlich lindernd.

Mit zur Behandlung von Hautproblemen gehört in jedem Fall die Massage von Dick- und Dünndarm, die diese beiden Organe anregt. Hinter vielen Hautproblemen verbergen sich eine gestörte Darmtätigkeit und Verdauungsfunktion.

Die Behandlung

Führen Sie die nachstehend empfohlene Massage bei akuten Hautbeschwerden drei- bis viermal wöchentlich durch. Bei chronischen Hautproblemen sollten Sie ein- bis zweimal in der Woche massieren.

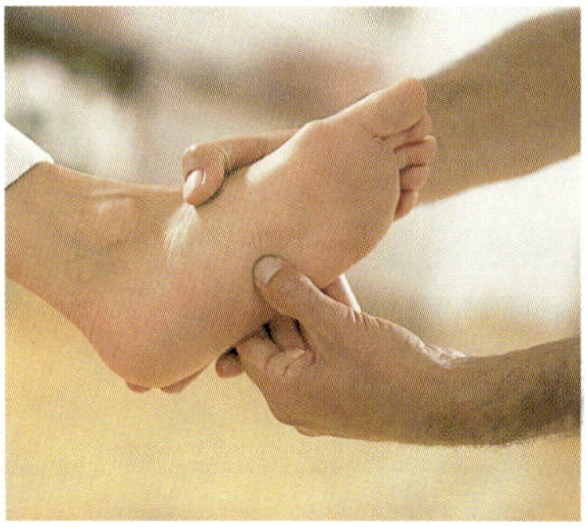

- Hinter vielen Hautbeschwerden verbergen sich chronische Verdauungsstörungen sowie eine mangelhafte Entgiftung des Körpers. Aus diesem Grund sollten die Zonen der Verdauungsorgane, insbesondere von Dünn- und Dickdarm mitbehandelt werden: Massieren Sie die zu diesen Organen gehörenden Reflexzonen jeweils länger aktivierend.

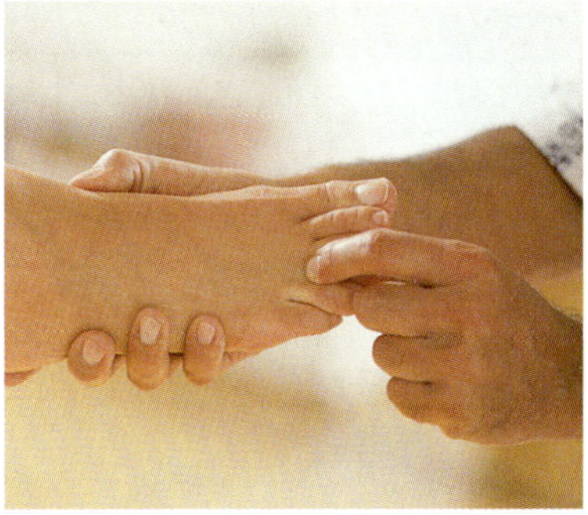

- Um den Abtransport von Schlacken- und Giftstoffen aus den Körpergeweben und aus der Haut anzuregen, behandeln Sie alle Zonen des lymphatischen Systems mit einer aktivierenden Massage.
- Zur allgemeinen Entspannung wenden Sie an der Solarplexuszone den auf Seite 97 beschriebenen Spezialgriff an.
- Auch die Hormone sind vielfach an der Entstehung von Hautproblemen beteiligt, beispielsweise bei Akne. Um Störungen im Hormonhaushalt zu begegnen, empfiehlt sich deshalb zusätzlich eine stabilisierende Massage der Hirnanhangsdrüsenzone an der Großzehenbeere.
- An den Ohren führen Sie die auf Seite 106 beschriebene Massagen zur »Emotionalen Harmonisierung« sowie zur »Stärkung der emotionalen Energie« durch.

Hautprobleme können eine ihrer Ursachen in Schlackenbildung und Ansammlung von Giftstoffen im Körper haben – aktivieren der Lymphzonen unterstützt die Ausleitung dieser Stoffe.

Zusätzliche Maßnahmen

- Machen Sie einen großen Bogen um synthetische Waschmittel (Syndets) und alkalische, aggressive Seifen wie etwa Kernseife, denn sie entfetten die Haut und setzen die Talgproduktion herab. Verwenden Sie stattdessen pH-neutrale Seifen und Waschlotionen sowie rückfettende Ölbäder.
- Sie sollten sich täglich, vor allem nach dem Baden oder Duschen, sorgfältig von Kopf bis Fuß eincremen oder einölen. Am besten verwenden Sie dafür natürliche Produkte auf Pflanzenbasis.
- Machen Sie regelmäßig Trockenbürstenmassagen. Durch den mechanischen Reiz des Bürstens werden die Hautfunktionen aktiviert und abgestorbene Hautschüppchen entfernt.
- Achten Sie auf eine gesunde, ausgewogene Kost mit genügend Vitaminen und Mineralstoffen, denn Schönheit kommt vor allem von innen.
- Bewegen Sie sich regelmäßig an der frischen Luft. Gönnen Sie Ihrer Haut dabei Luft- und Sonnenbäder, letztere natürlich in Maßen und geschützt durch Sonnencremes.

Wer zu trockener Haut neigt, sollte seine Körperhaut in der kalten Jahreszeit statt mit Cremes und Lotionen mit naturreinen, pflanzlichen Ölen pflegen.

Ischias

Taubheitsgefühle an den Innenseiten der Oberschenkel, Schwäche oder Lähmung der Wadenmuskeln können auf das Kaudasyndrom hindeuten, eine Sonderform des akuten Ischias.

Typische Symptome bei Ischias sind bohrende, dumpfe Schmerzen am Gesäß, die sich bandförmig an der Vorderseite des Oberschenkels bzw. seitlich oder hinten am Bein bis in den Fuß hinab ziehen. Ursachen sind meist dauerhafte Überlastungen im Bereich der Lendenwirbel, abnutzungsbedingte Veränderungen der unteren beiden Bandscheiben sowie ein Bandscheibenvorfall. Auch kalte Zugluft sowie Osteoporose können Auslöser für diese äußerst schmerzhafte und meist langwierige Erkrankung sein.

Die Behandlung

Durch Reflexzonenmassage lassen sich die Beschwerden deutlich lindern. Führen Sie die Behandlung bei akutem Ischias zwei- bis dreimal, bei chronischen Ischiasbeschwerden einmal pro Woche durch.

- Zunächst behandeln Sie die Solarplexuszone mit dem auf Seite 97 empfohlenen Spezialgriff, sowie die Hirnanhangsdrüsenzone mit einer stabilisierenden Massage.
- Anschließend führen Sie eine beruhigende Massage aller Wirbelsäulenzonen durch – am besten eignet sich hierzu der Sedierungsgriff.
- Abschließend behandeln Sie die Zonen der Beine mit einer aktivierenden Massage, da die Schmerzen meist auch in die Beine ausstrahlen.

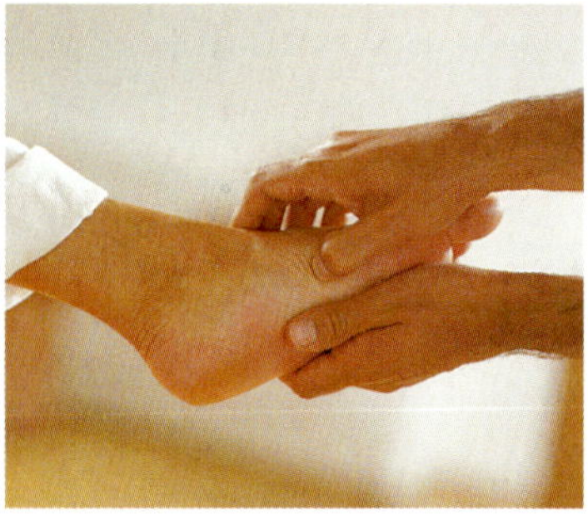

Die gesamte Zone der Wirbelsäule wird von den großen Zehen hinab zur Ferse beruhigend massiert.

Konzentrationsschwäche

Hauptursachen von Konzentrationsstörungen sind starke geistige Belastung, Nervosität, zu große Erwartungen an sich selbst, Niedergeschlagenheit, Enttäuschung und schließlich auch Aggression. Erst seit kurzem weiß man, dass hinter der mangelnden Fähigkeit sich zu konzentrieren unter Umständen auch bestimmte Umweltschadstoffe sowie Zusatzstoffe in Nahrungsmitteln stecken können – als besonders verdächtig gelten hier Formaldehyd und Pestizide.

Reflexzonenmassage ist eine ideale Hilfe bei mangelnder Konzentrationsfähigkeit, denn sie gleicht energetische Defizite im mentalen Bereich aus, bringt das Gefühlsleben wieder ins harmonische Gleichgewicht und unterstützt die Verarbeitung ungelöster und verdrängter psychischer Belastungen und Konflikte.

Die Behandlung

Führen Sie die im Folgenden beschriebene Massage mindestens zweimal wöchentlich durch. In besonders schweren Fällen sowie in Zeiten, in denen Sie beruflich oder privat stark gefordert sind, empfiehlt sich die tägliche Anwendung.

Da Konzentrationsstörungen oft übermäßige Nervosität zugrunde liegt, ist die beruhigende Massage der Nebennierenzonen wichtiger Bestandteil ihrer Behandlung.

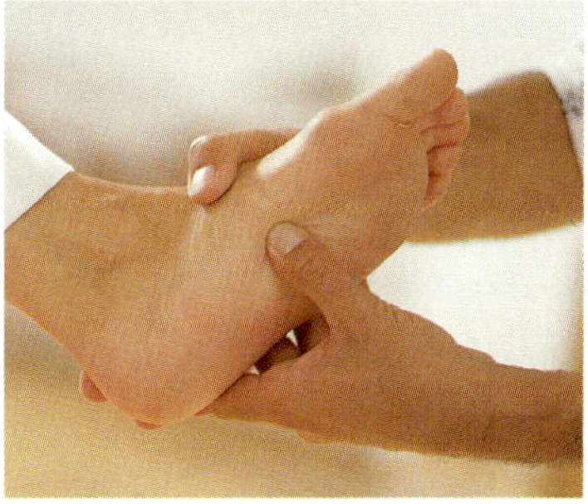

- Zur Entspannung des gesamten Organismus und zur Harmonisierung des vegetativen Nervensystems massieren Sie die Solarplexuszone mit dem auf Seite 97 beschriebenen Spezialgriff.
- Da Stress und Anspannung in einem ursächlichen Zusammenhang mit mangelnder Konzentration stehen, sollte auch die Zone der Nebennieren mit in die Behandlung einbezogen werden, denn hier wird Adrenalin, unser »Stresshormon« gebildet. Massieren Sie diese Zone beruhigend mit dem Sedierungsgriff.
- Die Zonen von Hirnanhangsdrüse und Hypothalamus behandeln Sie mit einer aktivierenden Massage.
- Am Ohr massieren Sie innen in der Ohrmuschel, in der kleinen Höhle direkt neben der Öffnung des äußeren Gehörganges, aktivierend. Darüber hinaus führen Sie das auf Seite 106 beschriebene Grundprogramm zur »Stärkung der emotionalen Energie« durch.

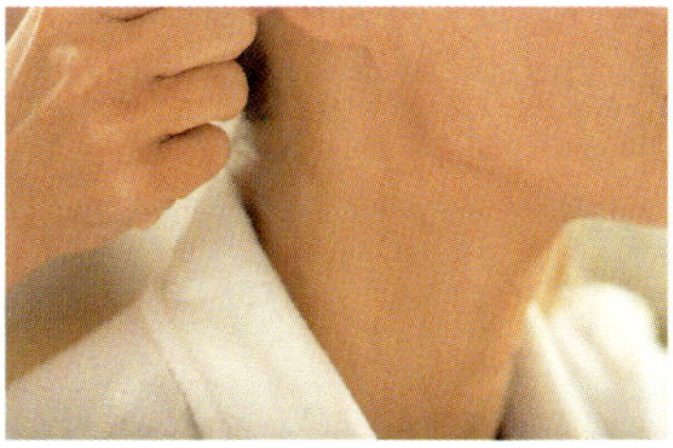

Direkt neben der Gehörgangsöffnung befinden sich die Zonen von Kreativität und Intuition.

Kopfschmerzen

Kopfschmerzen haben die unterschiedlichsten Ursachen und dementsprechend auch die mannigfaltigsten Erscheinungsformen: pochend, stechend, kreisend oder dumpf an Stirn, Schläfen, um die Augen, im Nacken oder wie ein Band um den Kopf. Oft stehen hinter diesen Beschwerden andere Grunderkrankungen wie Infektionen, Erkältungskrankheiten oder

Lassen Sie vor der Selbstbehandlung eine organische Grunderkrankung vom Arzt ausschließen, vor allem, wenn Sie gehäuft und regelmäßig unter Kopfschmerzen leiden.

Schleudertrauma. Am häufigsten sind jedoch die so genannten Spannungskopfschmerzen. Auslöser dafür können dauerhafte Überlastung und Stress, Depressionen, Angst, Erschöpfung, aufgestaute Aggressionen sowie körperliche Fehlhaltungen sein.

Häufige Kopfschmerzen können aber auch aus einer nicht erkannten und demgemäß nicht korrigierten Fehlsichtigkeit sowie – und dies ist den wenigsten bekannt – aus Verdauungsstörungen, einer gestörten Darmflora, Darmträgheit beziehungsweise Darmpilzerkrankungen resultieren.

Die Behandlung

Im akuten Fall massieren Sie zwei- bis dreimal in der Woche. In beschwerdefreien Zeiten sowie zur Vorbeugung genügen ein bis zwei Behandlungen pro Woche, allerdings mindestens zwei Monate lang.

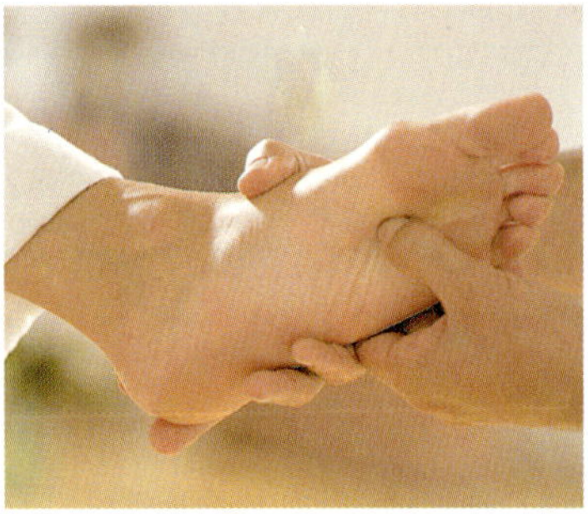

Die Massage von Magen- und Darmzonen regt eine träge und schlechte Verdauung an.

- Zunächst behandeln Sie Zonen von Hirnanhangsdrüse und Hypothalamus mit einer aktivierenden Massage, um die bei Kopfschmerzen häufig gestörten vegetativen Funktionen und Hormonverhältnisse zu regulieren.
- Dann massieren Sie die Zonen von Augen, Zähnen und Ohren mit dem Sedierungsgriff.
- Daran anschließend massieren Sie die Zonen von Magen, Dünn- und Dickdarm aktivierend, um eventuell bestehende Verdauungsstörungen zu lindern.
- Da Kopfschmerzen vielfach auf Fehlhaltungen und Verspannungen der Muskulatur im Nacken- und Schulterbereich zurückgehen, behandeln Sie die Zonen der gesamten Wirbelsäule sowie von Schulter, Nacken und Schultergürtel jeweils mit einer beruhigenden Massage – am besten mit dem Sedierungsgriff.

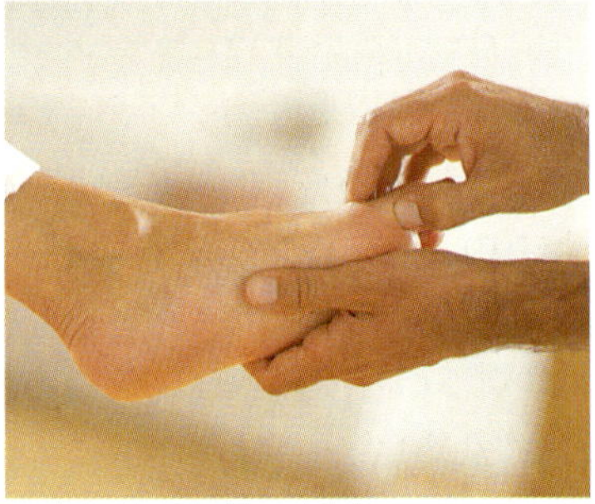

- Der psychosomatischen Komponente begegnen Sie durch die Massage der Solarplexuszone mit dem Spezialgriff (siehe Seite 97).

- Am Ohr behandeln Sie in dem kleinen Grübchen in der Ohrmuschel – oberhalb der Stelle, an dem die knorpelige Hautfalte um die Ohrmuschel endet – mit einer beruhigenden Massage.

Zusätzliche Maßnahmen

- Probieren Sie es einmal mit dem Auflegen einer kühlen Augenmaske, sie wirkt oft wahre Wunder bei Kopfschmerzen.
- Lernen Sie Entspannungsmethoden wie Autogenes Training, Yoga und Meditation. Versuchen Sie zudem, Ihren Tagesablauf ruhiger zu gestalten.
- Achten Sie darauf, sich richtig zu halten und zu bewegen: Das fängt beim Schreibtischstuhl an und hört beim passend eingestellten Fahrradlenker auf.
- Gehen Sie viel spazieren und wandern.
- Achten Sie auf eine ausgewogene, vollwertige Ernährung mit ausreichend Ballaststoffen, Vitaminen und Mineralstoffen.

Magenbeschwerden

Unser Magen ist nicht nur erster »Anlaufpunkt« der zugeführten Speisen und damit auch zahlloser schädlicher Reizstoffe, sondern auch häufiger Angriffsort psychosomatischer Störungen. Angesichts dessen wird verständlich, weshalb er so häufig Anlass zu Kummer gibt – also in unterschiedlichster Weise in seiner Funktion beeinträchtigt ist.

Sollten Magenstörungen und -schmerzen nach einigen Tagen der Behandlung keine Besserung zeigen oder sogar schlimmer werden, müssen Sie schnellstmöglich einen Arzt aufsuchen, um die Ursachen abklären zu lassen.

An erster Stelle sei hier die Magenschleimhautentzündung (Gastritis) genannt, mit der nahezu jeder Zweite schon seine Erfahrungen gesammelt hat. Charakteristische Anzeichen von Gastritis sind Völlegefühl, Sodbrennen, Aufstoßen und Schmerzen im Oberbauch. Oft gesellen sich Magenkrämpfe, Durchfall, Blähungen oder Verstopfung dazu. Die Ursachen einer Gastritis, wie auch von nahezu allen anderen leichteren Magenbeschwerden, sind vor allem in ungesunden Ernährungsgewohnheiten zu suchen: zwischendurch und zu hastiges Essen, schlechtes Kauen, zu heiße und zu fetthaltige Speisen. Dies sind nur einige der Sünden beim Essen, die den Magen auf lange Sicht »in die Knie zwingen«. Zudem spielen natürlich der Genuss von zuviel Kaffee, Alkohol und Zigaretten eine wichtige

Rolle bei der Entstehung von Magenbeschwerden, allen voran bei der Gastritis. Daneben kommen aber auch vielfach emotionale Ursachen in Betracht: Jahrelang aufgestauter Ärger, ungelöste Konflikte und dauerhafter Stress enden häufig in Magenbeschwerden.

Die Massage der Reflexzonen reguliert die beeinträchtigten Magenfunktionen, fördert die Regeneration der Magenschleimhaut sowie die Entspannung des gesamten Organismus. Dieser letzte Punkt, die allgemeine Entspannung, ist hier besonders wichtig. Entsprechend stellt die Reflexzonenmassage eine ideale Ergänzung zu der bei Magenbeschwerden meist erforderlichen ärztlichen Therapie dar.

Die Behandlung

Führen Sie die Massage in akuten Fällen zweimal wöchentlich durch. Bei chronischen Beschwerden massieren Sie einmal pro Woche mindestens zwei Monate lang.

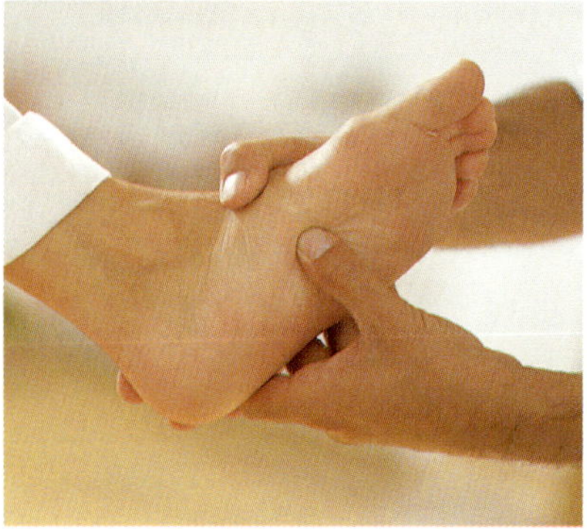

Vor allem bei überreiztem Magen wirkt die beruhigende Massage der Magenzonen spürbar lindernd.

- Neben einer Änderung der Ess- und Ernährungsgewohnheiten steht bei Magenbeschwerden der Abbau von Stress an allererster Stelle – auf die Reflexzonenmassage übertragen, heißt das: Massage der Solarplexuszone mit dem auf Seite 97 beschriebenen Spezialgriff sowie eine beruhigende Massage der Hirnanhangsdrüsen- und Hypothalamuszonen.
- Die Magenzone sowie die Zonen von Dünn- und Dickdarm werden beruhigend mit dem Sedierungsgriff massiert.
- Da häufig auch andere Verdauungsorgane, wie die Leber und die Galle sowie die Bauchspeicheldrüse, in Mitleidenschaft gezogen sind, sollten Sie die entsprechenden Reflexzonen mit einer sanften und beruhigenden Massage behandeln.

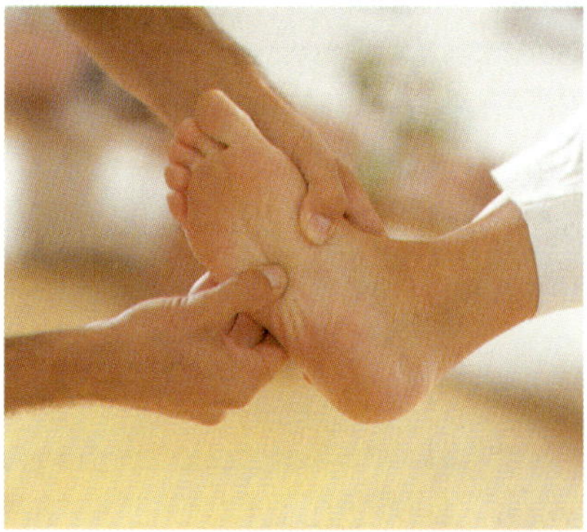

Die leicht sedierende Massage der Leber-und Gallenblasenzonen unterstützt die Behandlung.

- Am Ohr massieren Sie in der Mitte des Ohrläppchens stabilisierend und an der Stelle, an der die Hautfalte um die Ohrmuschel endet und sich zum Inneren des Ohrs hinwendet, wenden Sie den Sedierungsgriff zur Beruhigung an.

Zusätzliche Maßnahmen

- Kauen Sie das Essen, das nicht zu heiß, aber auch nicht zu kalt sein sollte, immer gründlich. Beenden Sie die Mahlzeit, sobald Sie sich satt fühlen.
- Legen Sie zwischen den Mahlzeiten Pausen für Ihr Verdauungssystem ein. Am späten Abend (nach 22 Uhr), wenn der Körper sich bereits auf Ruhe eingestellt hat, sollten Sie nichts mehr essen.
- Trinken Sie statt Kaffee oder schwarzem Tee lieber mal einen Kräutertee.
- Sie sollten den Konsum von Genussmitteln wie Alkohol und Nikotin reduzieren oder noch besser ganz lassen – Raucher leiden doppelt so häufig an Magenerkrankungen wie Nichtraucher.
- Versuchen Sie, ungesunden Stress zu vermeiden und Konflikte, Emotionen und Ärger nicht in sich hineinzufressen, sondern zu äußern und zu lösen.
- Sorgen Sie für ausreichende Bewegung. Gut sind auch entspannende Bewegungsübungen wie beispielsweise Yoga.

Wer aus Zeitmangel nur nebenbei essen kann, sollte bei Magenproblemen besser zu Bananen, Weintrauben oder Vollkornbrötchen als zu Schokoriegel und Wurstbrötchen greifen, um Blutzuckerabfall und dem kleinen Hunger vorzubeugen.

Menstruationsbeschwerden

Schmerzhaft spannende Brüste, Bauchkrämpfe, Ziehen und Stechen im Unterleib sowie im Rücken, aufgeschwollener Unterbauch, Heißhungerattacken und Verdauungsprobleme: von seelischen Unpässlichkeiten wie Reizbarkeit, Unausgeglichenheit und Weltschmerzstimmung einmal abgesehen, können die Tage vor und während der Regel ziemlich unangenehm sein. Besonders junge Mädchen und Frauen haben damit häufig Probleme. Darüber hinaus lässt die Periode oft lange auf sich warten, ist sehr stark oder so schwach, dass man sie kaum mehr als solche bezeichnen kann.

Die Ursachen dafür liegen, sofern organische Störungen wie etwa Gebärmutterveränderungen, Zysten oder Hormonstörun-

Lassen Sie die Ursachen Ihrer Menstruationsbeschwerden vor der Selbstbehandlung vom Arzt abklären. Manchmal verbergen sich dahinter ernst zu nehmende Erkrankungen der Geschlechtsorgane oder aber Hormonstörungen.

gen ausgeschlossen sind, vor allem in Anspannung, Stress und übermäßiger körperlicher wie geistiger Belastung. Auch die Ernährung spielt eine Rolle bei Menstruationsbeschwerden. Deshalb empfehlen heute immer mehr Frauenärzte, sich vor Beginn und während der Periode besonders vitaminhaltig und kalium- sowie magnesiumreich zu ernähren.

Die Massage der Reflexzonen ist eine ideale Therapie bei Problemen rund um die Periode, denn sie sorgt für eine allgemeine Harmonisierung des Energieflusses im Körper, hilft emotionale »Schieflagen« auszugleichen, reguliert eventuelle hormonelle Störungen und wirkt schon nach den ersten Anwendungen deutlich schmerzlindernd und entkrampfend.

Die Behandlung

Wenden Sie die Massage bereits zwei bis drei Tage vor erwartetem Beginn Ihrer Menstruation einmal täglich an, und setzen Sie sie während der gesamten Dauer der Periode fort.

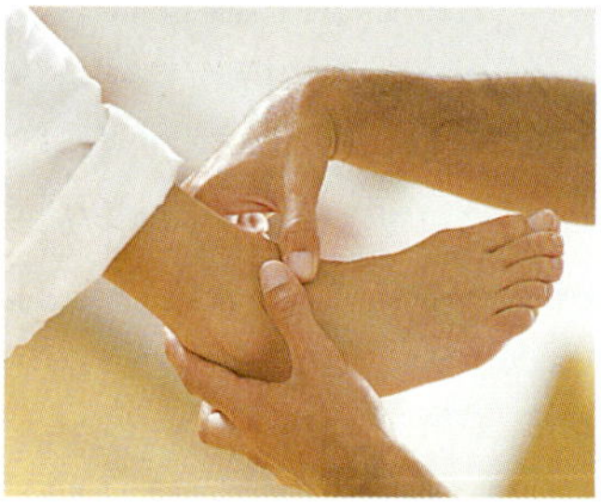

Die beruhigende Massage der Zonen der Geschlechtsorgane ist mit die beste Maßnahme gegen die klassischen Periodenbeschwerden.

- Behandeln Sie zunächst die Zonen der endokrinen Drüsen mit einer aktivierenden Massage.
- Bei schmerzhaften Menstruationsblutungen, die zudem mit Krämpfen einhergehen, ist das Sedieren der Eileiter-, Eierstocks- und Gebärmutterzonen, jeweils zwei Tage vor dem Eisprung sowie zwei Tage vor Beginn der Menstruation, angezeigt.
- Ist Ihre Periode unregelmäßig oder stets zu spät, sollten Sie die Hirnanhangsdrüsenzone sowie die Zonen der Geschlechtsorgane länger aktivierend massieren.
- Ganz generell empfiehlt sich die aktivierende Massage der Zonen der endokrinen Drüsen, also von Hirnanhangsdrüse und Zirbeldrüse, sowie von Nebenniere und Schilddrüse.
- Um krampfartigen Verspannungen und vor der Periode auftretenden Rückenschmerzen zu begegnen, behandeln Sie die Zone der Lendenwirbelsäule mit einer aktivierenden Massage.

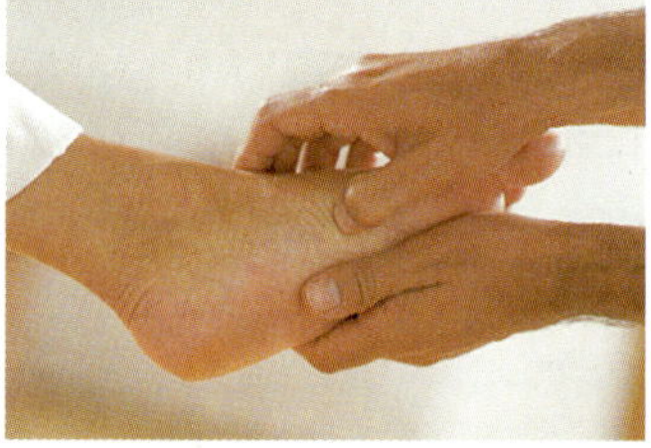

Beginnen Sie bei Rückenschmerzen mit der Massage der Wirbelsäulenzone bereits in Höhe der Brustwirbelzone.

■ Am Ohr massieren Sie in der Mitte des Ohrläppchens beruhigend mit dem Sedierungsgriff, in der kleinen Höhle direkt neben der Öffnung des äußeren Gehörganges stabilisierend.

Zusätzliche Maßnahmen

■ Ernähren Sie sich bei ausbleibender Menstruation kalorien-, eiweiß- und Vitamin-C-reich. Nehmen Sie warme Vollbäder oder gehen Sie in die Sauna.

■ Gönnen Sie sich bei schmerzhaften und starken Blutungen Ruhe, und legen Sie sich mit einer Wärmflasche oder einem Heizkissen auf dem Bauch aufs Sofa. Nehmen Sie verstärkt Kalzium, Magnesium sowie die Vitamine A und B zu sich, legen Sie einen Tag vor der Periode einen Obst- oder Safttag zur Entwässerung ein und verwenden Sie wenig Salz.

Nasennebenhöhlenentzündung

Zu den Nasennebenhöhlen zählen die Kiefer-, Stirn- und Keilbeinhöhle sowie die Siebbeinzellen. Entzündungen in diesen Bereichen äußern sich zunächst durch starken Schnupfen und Kopfschmerzen in der Region um die betroffene Nebenhöhle sowie durch Ohrenschmerzen und Fieber. Ganz typisch für Nasennebenhöhlenentzündungen ist ein dumpfes Gefühl im Kopf, was einen die Umwelt wie durch eine Glasglocke erleben lässt.

Nasennebenhöhlenentzündungen werden leicht chronisch und müssen vollkommen auskuriert werden. Konsultieren Sie daher in jedem Fall einen Arzt, wenn sich Ihre Beschwerden nach drei bis vier Tagen nicht gebessert haben.

Nasennebenhöhlenentzündungen schließen sich oft an einen Schnupfen oder einen grippalen Infekt an, die nicht ganz ausgeheilt wurden. Eine sehr wichtige Rolle bei der Entstehung von Nasennebenhöhlenentzündungen spielt auch die Psyche. Belastungen im seelischen Bereich beeinträchtigen, zumal wenn sie zum Dauerzustand geworden sind, unser Immunsystem: Sorgen, Ängste oder unausgelebte Emotionen können sich in Form einer Nasennebenhöhlenentzündung manifestieren. Nicht umsonst sagt man, wenn man sich in einer Situation überfordert fühlt: »Ich hab die Nase gestrichen voll.«

Die Reflexzonenbehandlung zeigt bei Entzündungen der Nasennebenhöhlen, vor allem bei denen chronischer Ausprägung, erstaunlich gute Heilerfolge: In den meisten Fällen löst schon nach den ersten Anwendungen das hartnäckig festsitzende, verhärtete Sekret und fließt ab. Auf diese Weise kann die Entzündung in einen akuten Zustand überführt und dauerhaft ausgeheilt werden.

Die Behandlung

Führen Sie die Massage zwei- bis dreimal wöchentlich durch.

- Die Behandlung beginnt mit der aktivierenden Massage der Nebenhöhlenzonen an den Zehen.

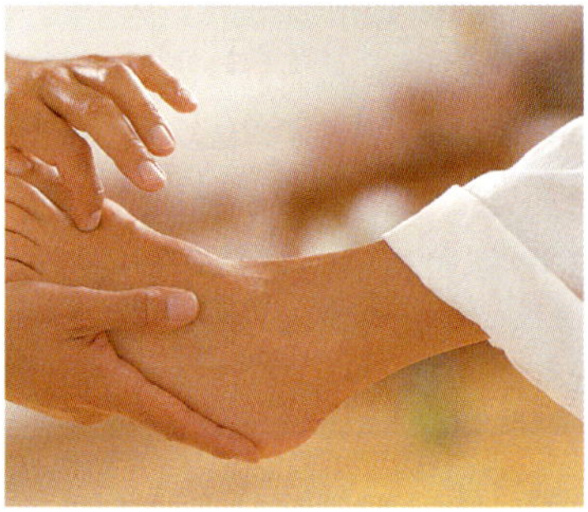

Die Massage der Zonen der oberen Lymphwege darf bei der Behandlung von Nasennebenhöhlenentzündungen nicht fehlen.

- Um die Durchblutung und die Versorgung der Schleimhäute zu verbessern, massieren Sie auch die Zonen von Mundhöhle, Nasen- und Rachenraum länger aktivierend.
- Als Nächstes behandeln Sie die Lungen- und Bronchienzonen sowie die Zonen der lymphatischen Organe aktivierend, um die Abwehrkraft des Körpers zu stimulieren.

Nach dem Grundprogramm am Ohr massieren Sie die Ohrläppchen abschließend jeweils 30 Sekunden.

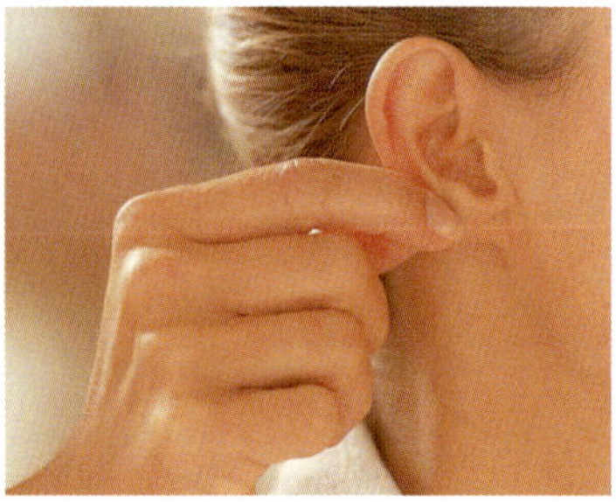

- Um die psychische Komponente bei Nasennebenhöhlenentzündungen abzudecken, behandeln Sie die Solarplexuszone mit dem auf Seite 97 beschriebenen Griff.
- An den Ohren führen Sie das auf Seite 106 beschriebene Grundprogramm zur »Stärkung der emotionalen Energie« durch.

Nervosität und nervliche Schwäche

Hinter Nervosität und nervöser Schwäche stehen nicht nur Stress, dauerhafte körperliche und seelische Überforderung und Reizüberflutung, sondern oftmals auch Sorgen, Trauer, nicht bewusst gemachte Konflikte und unausgelebte Emotionen. Klassische Anzeichen für ein über die Maßen strapaziertes Nervenkostüm sind eine allgemeine erhöhte Erregbarkeit der psychischen Funktionen, eine höhere Krankheitsanfälligkeit, vorschnelle Erschöpfung, Herzklopfen und -beklemmung, innere Unruhe, Schlaflosigkeit, Schwindelgefühl und Spannungskopfschmerz. Weitere Symptome können zittrige, schweißnasse Hände, Magenbeschwerden und Verdauungsstörungen wie Durchfall oder Verstopfung sowie sexuelle Probleme, mangelnde Potenz oder Libidoverlust sein.

Aufgrund ihrer stabilisierenden und ausgleichenden Wirkungen sowohl auf den Energiehaushalt wie auf die psychische Verfassung ist die Reflexzonentherapie besonders bei nervlicher Überbelastung und ihren geschilderten Folgen mit die beste Behandlungsmethode. Sie bringt die fehlgeleitenden, überaktiven mentalen wie körperlichen Energien wieder ins Gleichgewicht, wirkt entspannend auf geistiger wie körperlicher Ebene und gleicht emotionale Unausgewogenheiten aus.

Neben der Reflexzonenmassage empfehlen sich zur Besserung von Nervosität auch Entspannungsmethoden wie Autogenes Training und Yoga.

Die Behandlung

Massieren Sie wie nachfolgend beschrieben zwei- bis dreimal pro Woche über einen Zeitraum von mehreren Wochen.

- Zunächst führen Sie an Schulter- und Nackenzone eine längere beruhigende Massage mit dem Sedierungsgriff durch.
- Anschließend behandeln Sie die Zonen von Solarplexus und Zwerchfell: die Solarplexuszone mit dem auf Seite 97 beschriebenen Spezialgriff, die Zwerchfellzone aktivierend und ein wenig länger.
- Da auch die Zonen der Wirbelsäule in direkter Verbindung zum vegetativen Nervensystem stehen, sollten Sie diese mitbehandeln, und zwar mit einer ausgleichenden, stabilisierenden Massage.

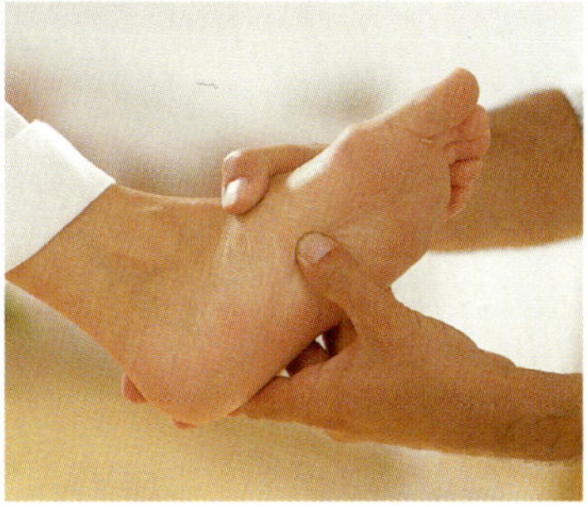

Die beruhigende Behandlung der Nebennierenzone reguliert die Ausschüttung des Stresshormons Adrenalin.

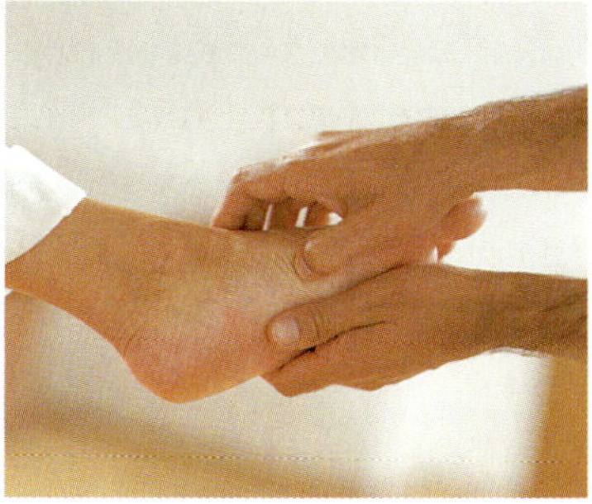

Die gesamte Zone der Wirbelsäule wird ausgleichend behandelt.

- Als Nächstes behandeln Sie die Zonen von Hirnanhangsdrüse und Hypothalamus jeweils mit einer stabilisierenden Massage.
- In den Nebennieren wird Adrenalin gebildet, das »Stresshormon« – deshalb sollten Sie die zugehörigen Zonen durch eine beruhigende Massage mit dem Sedierungsgriff behandeln.

- Am Ohr führen Sie die auf Seite 106 beschriebene Massage zur »Stärkung der emotionalen Energien« durch. Zudem massieren Sie an der Stelle, an der die Hautfalte um die Ohrmuschel endet und sich zum Inneren des Ohrs hinwendet, stabilisierend, um diese Zone auszugleichen.

Nierenbeschwerden

Die Behandlung von gesundheitlichen Störungen der Nieren jedweder Art gehört in die Hand eines Facharztes. Die Reflexzonenmassage ist nur zur Vorbeugung sowie zur Unterstützung der ärztlichen Therapie anzuwenden.

Die häufigsten Erkrankungen im Bereich der Nieren sind Nieren- und Nierenbeckenentzündungen sowie Steinleiden. Hauptsymptom von Nierensteinen sind Koliken mit unerträglich starken, wellenartigen Schmerzen. Zum Teil strahlen die Schmerzen von der Nierengegend bis in den Rücken aus. Je nach Art des Nierensteins leiden die Betroffenen unter ständigen, ziehenden Rückenschmerzen und häufigem Harndrang. Bei tiefer Lage des Steins strahlen die Kolikschmerzen auch in den Unterbauch und die Genitalien aus. Ursache der Steinbildung sind in vielen Fällen Störungen im Stoffwechselgeschehen durch eine unausgewogene und ballaststoffarme Ernährung mit zuviel Fett und Eiweiß oder andere Fehlernährungen. Auch Stress, Bewegungsmangel und erbliche Veranlagung sowie der übermäßige Genuss von Alkohol und Zigaretten spielen bei der Entstehung von Nierensteinen eine bedeutende Rolle.

Bei Nierensteinen oder Schmerzen an den Nieren sollten Sie nur sehr vorsichtig und sanft massieren.

Nieren- und Nierenbeckenentzündungen zeigen sich durch Abgeschlagenheit, Rückenschmerzen, oft sehr hohem Fieber, Pulsrasen, Erbrechen und manchmal auch durch Koliken. Weitere Symptome sind Verstopfung bis hin zur Darmlähmung, Schmerzen beim Wasserlassen und pochende, oftmals starke Schmerzen im Bereich der Nieren. Ursachen sind fast immer bakterielle Infektionen, bei denen die Krankheitserreger über die Harnröhre in die Nieren aufsteigen; häufig als Folge einer Entzündung der Blase. In seltenen Fällen können auch in den Harnwegen eingeklemmte Harnsteine die Übeltäter sein.

Die Reflexzonentherapie kann zwar die notwendige Behandlung durch den Arzt oder Therapeuten nicht ersetzen, doch lässt sich über sie die Nierenfunktion sehr gut unterstützen und wieder stabilisieren. Vor allem bei chronischen Nierenbeschwerden zeigt die regelmäßige Anwendung erstaunliche Heilerfolge.

Die Behandlung

In akuten Fällen behandeln Sie täglich. Ansonsten massieren Sie wie beschrieben ein- bis zweimal die Woche, mindestens fünf Wochen lang.

- Im Falle einer Nieren- oder Nierenbeckenentzündung behandeln Sie die Zonen von Nieren und Nebennieren beruhigend mit dem Sedierungsgriff.
- Zur allgemeinen Stärkung der Nierenfunktionen behandeln Sie die Zonen von Nieren und Nebennieren dagegen aktivierend.

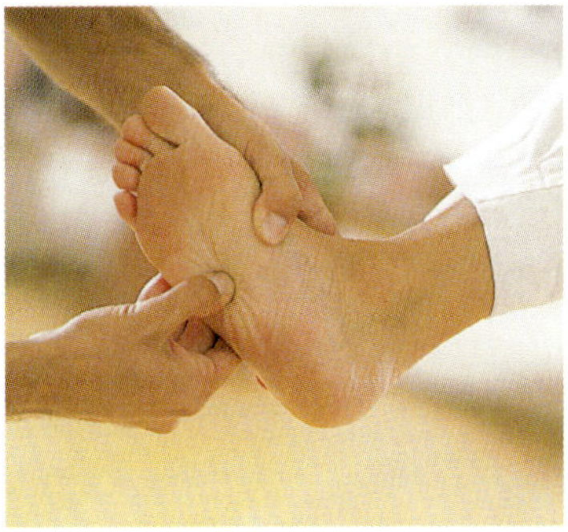

Bei akuten Nierenbeschwerden dürfen die Zonen von Nieren und Nebennieren nur beruhigend massiert werden.

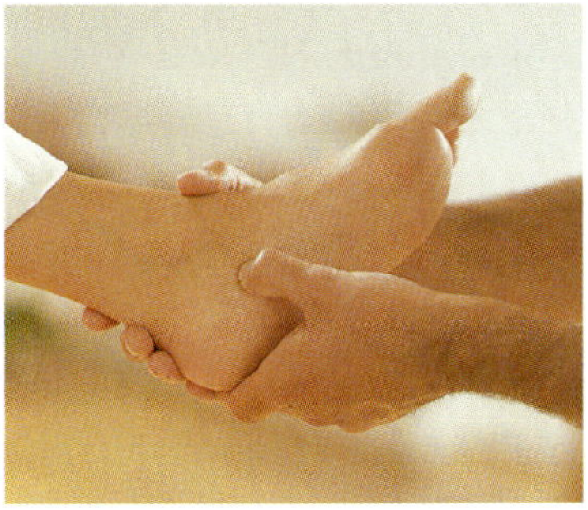

Generell sollten alle harnableitenden Organe und damit auch die Zonen von Blase und Harnleiter mitbehandelt werden.

- Ist Ihr Nierenproblem chronisch oder kehrt häufig wieder (z. B. Entzündungen), empfiehlt sich die zusätzliche Behandlung der Zonen des lymphatischen Systems mit einer aktivierenden Massage.
- Bei Nierensteinen und Nierengrieß ist das sanfte Aktivieren der Nierenzonen zur Unterstützung der Ausschwemmung angezeigt.
- Auch die Zonen der Nachbarorgane, also von Blase und Harnleiter, werden durch eine aktivierende Massage unterstützt.
- Zur Harmonisierung des vegetativen Nervensystems sowie zur Entspannung des gesamten Organismus wenden Sie an der Solarplexuszone den auf Seite 97 beschriebenen Spezialgriff an.
- Am Ohr massieren Sie an der Stelle, an der die Hautfalte um die Ohrmuschel endet und sich zum Inneren des Ohrs hinwendet, aktivierend. Ebenso behandeln Sie an jener Stelle, wo die Hautfalte um die Ohrmuschel eine Kurve macht und sich anschickt nach unten zu neigen.

Statt mit beiden Daumenkuppen kann der Spezialgriff auch nur mit einer durchgeführt werden – das ist vor allem für Anfänger oft einfacher.

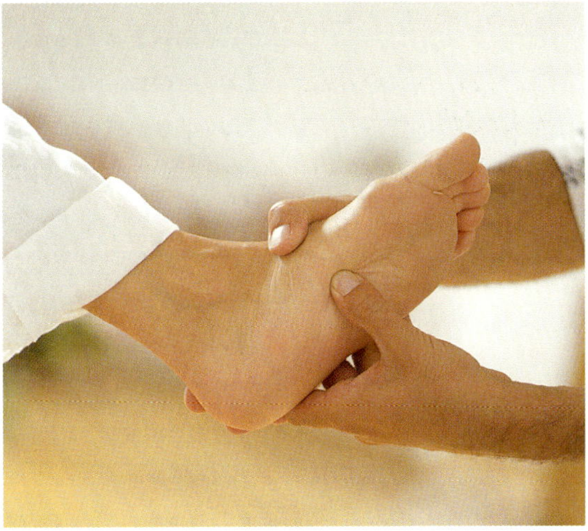

Zusätzliche Maßnahmen

- Bei Nierenleiden ist es wichtig, sehr viel zu trinken, vorzugsweise kohlensäurefreies Mineralwasser und Kräutertee.
- Lassen Sie bei Nierensteinen vom Arzt abklären, um welche Art es sich dabei handelt, und stimmen Sie Ihre Ernährungsweise darauf ab. Denn je nach Art des Steines sind bestimmte Nahrungsmittel tabu.
- Schränken Sie den Konsum von Genussmitteln generell ein. Vermeinen Sie vor allem Alkohol.
- Achten Sie auf eine fettarme und nicht zu eiweißreiche Ernährung (Fleisch, Eier etc.), und nehmen Sie vermehrt Gemüsegerichte und Salate in den Speiseplan auf.

Schlafstörungen

Von Patienten und Fachleuten bestätigt: Die Reflexzonenbehandlung verbessert die Schlafqualität. Bei regelmäßig durchgeführter Massage – egal zu welchem Zweck – wird Ihr Schlaf prinzipiell tiefer und erholsamer.

Probleme mit der Nachtruhe sind vielfältig: Den einen lassen die Ereignisse des Tages trotz großer Müdigkeit nicht zur Ruhe finden, der andere hingegen erwacht nach wenigen Stunden aus seinen Träumen. ist hellwach und kann nicht wieder einschlafen. Darüber hinaus gibt es noch das Phänomen des frühzeitigen Erwachens, obwohl man eigentlich noch müde ist – der Betroffene fühlt sich den ganzen Tag über wie gerädert.

Hinter derartigen Störungen der Nachtruhe stehen häufig große Nervosität durch Stress, Sorgen und Probleme in Privatleben und Beruf. Viele Menschen können auch einfach nicht abschalten und die Geschehnisse des vergangenen Tages auf sich beruhen und damit hinter sich lassen. Weitere Gründe für Schlafschwierigkeiten sind zu wenig Bewegung an der frischen Luft oder übermäßiger Genuss von Kaffee und Schwarztee. Auch wer spät am Abend noch schwer und eiweißreich gegessen hat, wird nicht gut schlafen, denn spätestens ab 22 Uhr hat der Magen Feierabend.

Ebenso wie sie bei Nervosität und allen nervös bedingten Beschwerden eine wirksame Hilfe ist, bewährt sich die Reflexzonenmassage auch bei Schlafstörungen. Denn sie vermag den gesamten Organismus zu entspannen und zu beruhigen, lindert übermäßige nervliche Anspannung und innere Unruhe und glättet aufgewühlte Emotionen – kurz: Sie schafft alle Voraussetzungen für eine ungestörte Nachtruhe.

Die Behandlung

Wenden Sie die nachfolgend empfohlene Massage bei akuten Schlafproblemen täglich, ansonsten zwei- bis dreimal die Woche an.

- Die Zonen von Hirnanhangsdrüse und Hypothalamus behandeln Sie mit einer stabilisierenden Massage.
- An der Zwerchfellzone wenden Sie dagegen eine aktivierende Massage an. Die Zone des Solarplexus behandeln Sie mit dem auf Seite 97 beschriebenen Spezialgriff.
- An der Zone des Herzens behandeln Sie sehr sanft und beruhigend; gut hierzu geeignet ist der Sedierungsgriff, jedoch nur mit sehr reduziertem Druck.

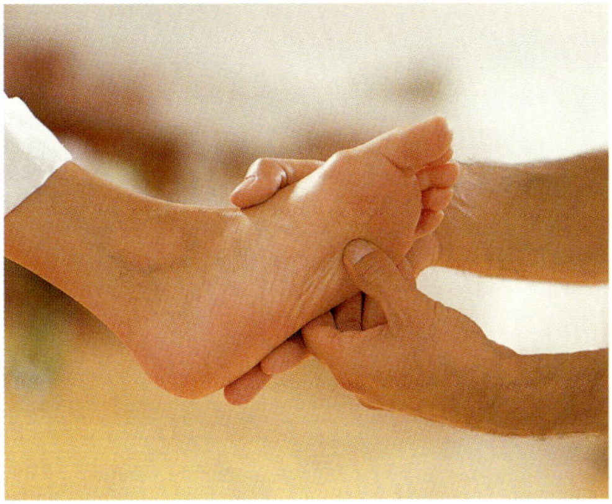

Um das vegetative Nervensystem auszugleichen und zu beruhigen, wird die Solarplexuszone massiert.

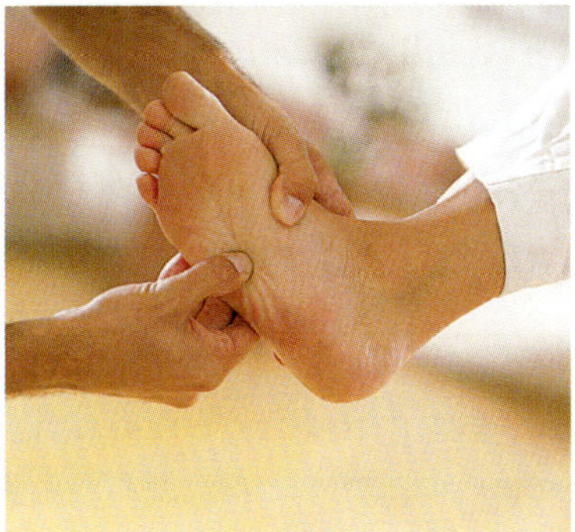

Die sedierende Massage der Nebennierenzone zeigt bei allen stressbedingten Beschwerden, damit auch bei Schlafstörungen, sehr gute Erfolge.

- In den Nebennieren wird das Hormon Adrenalin gebildet, welches der Körper in Stresssituationen vermehrt produziert, um angemessen reagieren zu können und aktiv zu sein. Darum sollten Sie vor allem bei Schlafstörungen auch die Zone der Nebenniere behandeln – und zwar beruhigend, um die Hormonproduktion ein wenig zu dämpfen.
- Nun wenden Sie sich dem Ohr zu. Massieren Sie an der Stelle, an der die Hautfalte um die Ohrmuschel endet und sich zum Inneren des Ohrs hinwendet, stabilisierend, um diese Zone auszugleichen.
- An der obersten Stelle der die Ohrmuschel umgebenden Hautfalte massieren Sie dagegen beruhigend mit dem Sedierungsgriff, ebenso an der Außenkante des Ohrläppchens. Darüber hinaus sollten Sie die beim Grundprogramm für die Ohrreflexzonen beschriebene Massage zur »Harmonisierung des gesamten Körpers« durchführen (siehe Seite 106).

Schlafstörungen sind ein Symptom – belassen Sie es nicht bei der Symptombehandlung, suchen Sie nach den Ursachen.

Zusätzliche Maßnahmen

- Nehmen Sie abends nur leichte Kost ohne zuviel tierisches Eiweiß zu sich – und vor allem nicht zu spät.
- Gewöhnen Sie sich einen abendlichen Spaziergang an, denn er beruhigt und hilft körperlich abzuspannen und die Gedanken zur Ruhe zu bringen.
- Alternativ oder zusätzlich können Sie ein Vollbad mit Zusätzen wie Lavendelblüten, Hopfenzapfen oder Heublumen nehmen.
- Greifen Sie auf bewährte Hausmittel zurück wie die gute alte Milch mit Honig oder heublumengefüllte Schlafkissen.
- Versuchen Sie, nachts nicht zu grübeln. Verschieben Sie wichtige Entscheidungen auf den nächsten Tag, denn die Nacht ist ein schlechter Ratgeber.
- Gestalten Sie Ihren Lebensrhythmus ruhiger und harmonischer. Erlernen Sie Entspannungenmethoden wie Autogenes Training, Yoga und Meditation.

Schmerzzustände

Schmerzen, deren Ursachen nicht eindeutig einzugrenzen sind, müssen in jedem Fall vom Arzt diagnostiziert und behandelt werden.

Schmerzen sind streng genommen keine Erkrankung, sondern nur das Symptom einer solchen. Dennoch gibt es Fälle, in denen die Schmerzempfindungen angesichts ihrer Stärke und ihres oftmals wochen- und gar monatelangen Bestehens für die Betroffenen zu einer immensen Belastung werden und damit einer ernsthaften Erkrankung absolut ebenbürtig sind. Hinter solchen Schmerzzuständen verbergen sich meist schwerwiegende Grunderkrankungen, die ausschließlich von einem Arzt oder Therapeuten behandelt werden können und sollten.

Der Reflexzonenmassage zugänglich sind leichte bis mittelschwere Schmerzen, die durch ihre regelmäßige Anwendung deutlich gelindert und oft auch vollkommen beseitigt werden können. So zeigt die Massage vor allem bei hartnäckigen Kopfschmerzen (allen voran stressbedingte Spannungskopfschmerzen), bei rheumatischen Schmerzen an den Gelenken sowie bei schmerzhaften Periodenblutungen erstaunlich gute Erfolge. Selbstverständlich eignet sich die Reflexzonenbehandlung auch bei Zahnschmerzen, um die Zeit bis zum Termin beim Zahnarzt zu überbrücken und erträglicher zu machen. Dennoch kann und sollte die Massage nicht zur Dauerlösung bei schmerzhaften Reaktionen werden: Sie dient nur der kurzfristigen Linderung und nur als vorübergehende Maßnahme. Die eigentlichen Ursachen müssen in jedem Fall ergründet und behandelt werden.

Die Behandlung

Die folgende Massage dient der Anwendung in akuten Fällen von Schmerzzuständen.

- Als Erstes wenden Sie an der Zone des schmerzenden Organs oder Körperteils den Sedierungsgriff an.
- Daran anschließend massieren Sie die Zonen der Hirnanhangsdrüse, an beiden Großzehenbeeren gelegen, stabilisierend.
- Bei allgemeinen Schmerzen im Bereich der Wirbelsäule empfiehlt sich eine sedierende Massage aller Zonen der Wirbelsäule.
- Bei Periodenschmerzen und -krämpfen massieren Sie die Eileiter-, Eierstocks- und Gebärmutterzonen sedierend. Die Massage sollte jeweils zwei Tage vor dem Eisprung sowie zwei Tage vor Beginn der Menstruation verabreicht werden.
- An den Ohren massieren Sie beruhigend mit dem Sedierungsgriff folgende Zonen: an der Innenseite des Ohrläppchen sowie an der Stelle, an der die Hautfalte um die Ohrmuschel endet und sich zum Inneren des Ohrs hinwendet. In der kleinen Vertiefung innen in der Ohrmuschel, direkt neben der Öffnung des äußeren Gehörganges, behandeln Sie dagegen aktivierend.

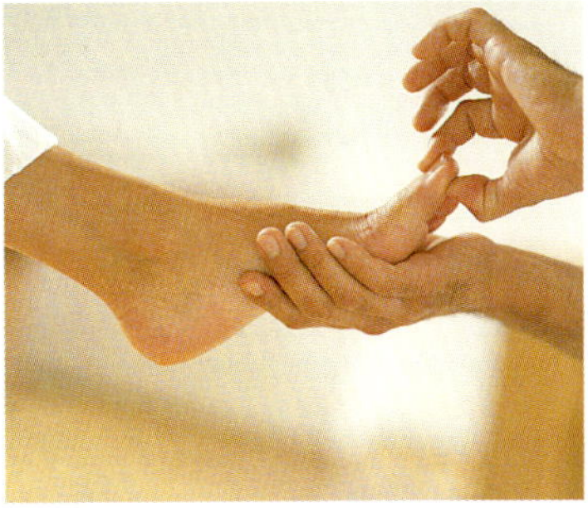

Die Behandlung der Hypophysenzone dämpft die Schmerzempfindung und bringt schnell Erleichterung.

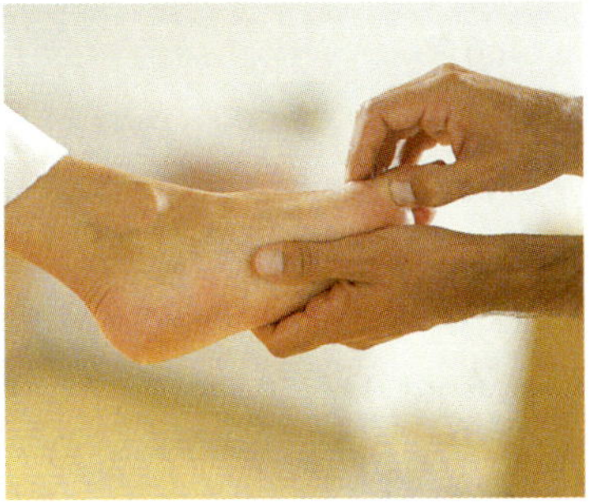

Bei Kopfschmerzen empfiehlt es sich, die Nackenzonen mit dem Sedierungsgriff zu massieren.

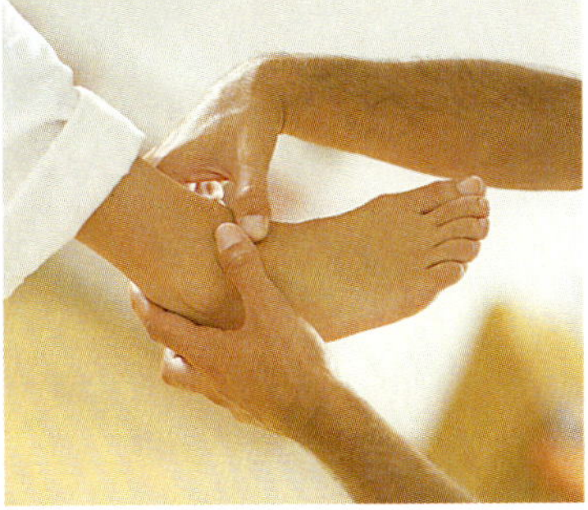

Das A und O bei Menstruationsschmerzen – die beruhigende Massage der Zonen der weiblichen Geschlechtsorgane kann auch mal zwischendurch durchgeführt werden, ohne dafür die Schuhe ausziehen zu müssen.

Schwangerschaft

Vor der Selbstbehandlung mit Reflexzonenmassage sollte mit dem behandelnden Gynäkologen abgeklärt werden, ob eventuell Einwände seinerseits dagegen bestehen.

Neben der großen Freude auf das neue Leben machen werdenden Müttern so manche Beschwerden zu schaffen. Da ist zunächst der Hormonschub gleich zu Beginn der Schwangerschaft, mit dem sich der Körper auf seine bevorstehenden Aufgaben zur Versorgung und zum Schutz des Heranwachsenden grundlegend umstellt. Für die eine Frau ist dies ein wundersamer, das Leben bereichernder Prozess, für eine andere hingegen schwierig und belastend durch depressive Verstimmungen, seelische Labilität, empfindliche Brüste, morgendliche Übelkeit und Erbrechen. In den nächsten Schwangerschaftsmonaten verlagern sich die Probleme dann auf Schlafstörungen, Verdauungsprobleme, Verspannungen in Schultern und Nacken, Rückenschmerzen, Schwindelanfälle sowie vermehrte Wassereinlagerungen.

Wie auch immer Sie Ihre Schwangerschaft erleben – als wertvolle Bereicherung oder auch mitunter geprägt durch so manche Belastung – die Reflexzonenmassage kann Ihnen eine gute Hilfe sein, um die jetzt so wichtige seelische und körperliche Balance zu halten und um so manche Unpässlichkeit in diesen neun Monaten besser zu meistern.

Vor allem in den letzten Schwangerschaftsmonaten ist die Selbstmassage der Solarplexuszone mit beiden Daumenkuppen bedingt durch den Bauchumfang erschwert – hier sollte man alternativ nur mit einer Daumenkuppe behandeln.

Die Behandlung

Die nachfolgende Massage empfiehlt sich zur allgemeinen Harmonisierung speziell während der Schwangerschaft und sollte zwei- bis dreimal wöchentlich durchgeführt werden.

Bei spezifischen Beschwerden im Verlauf der Schwangerschaft wie etwa Schlaflosigkeit schlagen Sie bitte unter der entsprechenden Beschwerde nach.

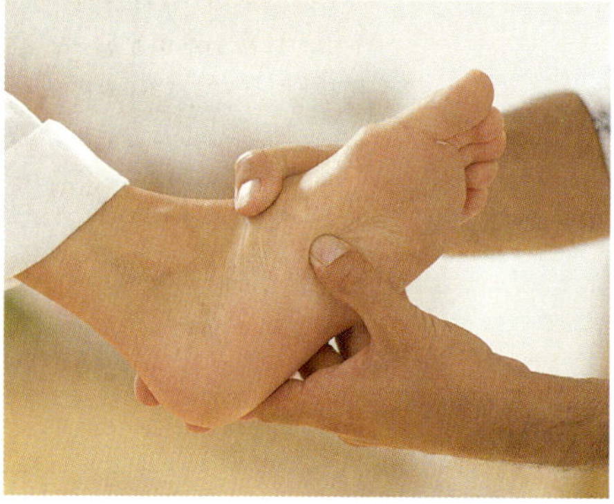

- Mit die wichtigste und deshalb erste Maßnahme ist die Massage der Solarplexuszone zur allgemeinen Entspannung von Körper und Psyche sowie zur Harmonisierung der jetzt oftmals aus dem Gleichgewicht geratenen körperlichen und psychischen Abläufe. Wenden Sie dazu den auf Seite 97 beschriebenen Spezialgriff an.
- An den Zonen von Hirnanhangsdrüse und Hypothalamus massieren Sie stabilisierend.

- Um den typischen Übelkeitsgefühlen und Erbrechen entgegenzutreten, sollten Sie der Magenzone eine beruhigende Massage zukommen lassen.
- An den Ohren führen Sie die beim Grundprogramm für die Ohrreflexzonen beschriebene Massage zur »Harmonisierung des gesamten Körpers« durch (siehe Seite 106).

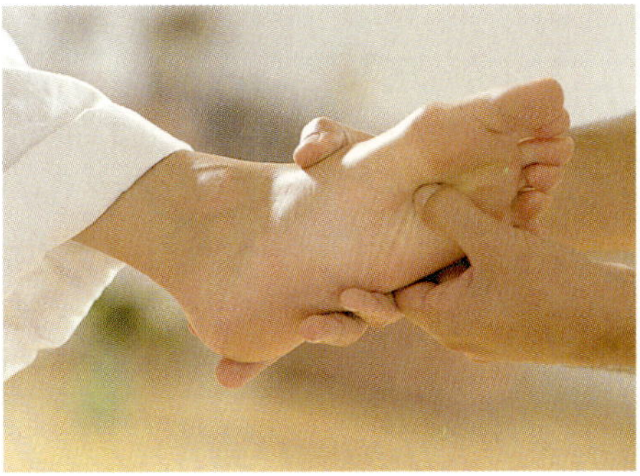

Die Behandlung der Magenzone empfiehlt sich vor allem in den ersten Schwangerschaftsmonaten. Am besten führt man sie gleich morgens nach dem Aufstehen oder noch im Bett durch.

Verdauungsstörungen

Zu den häufigsten Beschwerden im Bereich von Magen und Darm gehören zweifelsohne Durchfall, Verstopfung und Blähungen. Obwohl auf den ersten Blick sehr gegensätzlich (vor allem, was die Symptome angeht), basieren die genannten Verdauungsstörungen jedoch alle auf Fehlfunktionen des Darms aufgrund einer gestörten Bakterienflora, Ernährungsfehlern und anderen Belastungen.

Abgesehen vom infektiösen Durchfall und der »Sommergrippe«, die durch Krankheitserreger bedingt sind und in der Regel mit Darmkrämpfen, Erbrechen und Fieber einhergehen, ist der Daueraufenthalt auf der Toilette meist auf den Genuss unverträglichen Essens zurückzuführen. Bleibt der Gang zur Toilette allerdings erfolglos, gründet dies überwiegend in falschen Ernährungsgewohnheiten: denaturierte und nährstoffarme Nahrung aus Konserven und Fast-Food-Restaurants, zu wenig frisches Obst und Gemüse und damit zu wenig Ballaststoffe und zu viel Süßes. Doch auch unsere Emotionen haben eine große Bedeutung für die Verdauungsfunktionen, denn seelischer Kummer, Stress und unterdrückte Gefühle belasten nicht nur das Gemüt, sondern auch den Darm.

Mithilfe der Reflexzonenmassage lassen sich die Funktionen der Verdauungsorgane rasch wieder harmonisieren – das gilt für eine zu aktive Darmtätigkeit ebenso wie für eine zu träge. Auch andere Störungen im Bereich des Verdauungstraktes, etwa Blähungen oder Sodbrennen, sprechen sehr gut auf die Massage an. Generell gilt jedoch: Wenn sich Ihr Stuhlgang nach zwei bis drei Tagen nicht wieder normalisiert und sich die Beschwerden nicht bessern, sollten Sie einen Arzt konsultieren.

Starke Schmerzen am Darmausgang, kolikartige Bauchschmerzen, Erbrechen und Kreislaufbeschwerden können auf einen akuten Darmverschluss hindeuten; in diesem Fall müssen Sie sofort einen Notarzt rufen.

Die Behandlung

Da es sich bei Verdauungsstörungen meist um längerfristige Probleme handelt, sollten Sie die nachfolgende Massage über einen Zeitraum von mehreren Wochen ein- bis dreimal die Woche (je nach Schweregrad) durchführen. In akuten Fällen empfiehlt sich die tägliche Anwendung.

- Bei Durchfall und Verstopfung massieren Sie als Erstes die Zonen von Dünn-, Dick- und Mastdarm jeweils aktivierend, um diese Organe anzuregen und zu stärken. Durchfall dient der Selbstreinigung und Ausscheidung von Giftstoffen, und dabei sollte der Körper unterstützt werden.

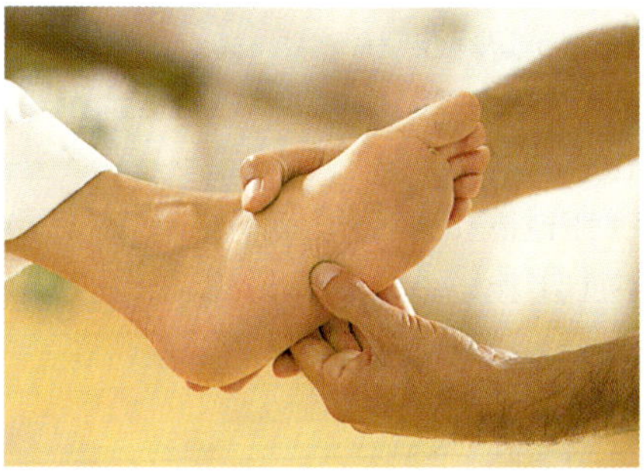

Manchem mag es paradox erscheinen, doch auch bei Durchfall sollten die Zonen der einzelnen Darmabschnitte angeregt werden, um die Ausleitung der Giftstoffe aus dem Körper zu unterstützen.

- Gründen Ihre Beschwerden jedoch in nervösen Reizungen des Darms, führen Sie eine beruhigende Massage der Darmzonen durch. Dies gilt auch für Darmkrämpfe und Spannungsschmerzen im Darmbereich.
- Um die Produktion der so wichtigen Verdauungssäfte anzuregen, behandeln Sie auch die Zonen von Bauchspeicheldrüse und Gallenblase jeweils aktivierend.

Die anregende Behandlung der Hypophysen- und Hypothalamuszonen wirkt sich spürbar positiv auf Verdauungsprobleme aus.

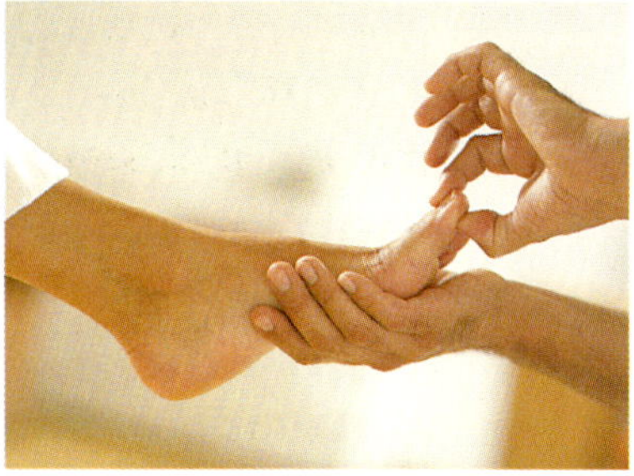

- Da Probleme mit der Verdauung vielfach auch psychische Ursachen haben, gehört die Massage der Solarplexuszone unbedingt mit zur Behandlung, um die Gefühlswelt zu stabilisieren und eine allgemeine Entspannung des gesamten Organismus zu erzielen. Wenden Sie dazu den auf Seite 97 beschriebenen Spezialgriff an.
- Zusätzlich behandeln Sie die Zonen von Hypothalamus und Hirnanhangsdrüse mit einer aktivierenden Massage.
- Zum Abschluss massieren Sie in der Mitte sowie an der Innenkante des Ohrläppchens jeweils beruhigend mit dem Sedierungsgriff.

Zusätzliche Maßnahmen

- Nehmen Sie auf keinen Fall Abführmittel ein, auch nicht pflanzliche. Sie entziehen dem Körper wichtige Mineralstoffe und machen in gewisser Weise abhängig.
- Trinken Sie mindestens zwei Liter am Tag – ein häufiger Grund für Darmträgheit ist zu wenig Flüssigkeit.
- Führen Sie eine Darmreinigungs- oder Fastenkur durch, um Ihren Darm zu entlasten und die Darmflora zu sanieren.
- Essen Sie häufig Jogurt mit lebenden Bakterienkulturen, denn das stärkt die Bakterienflora im Darm.
- Erziehen Sie Ihren Darm zur Pünktlichkeit – gehen Sie möglichst immer zur gleichen Zeit auf die Toilette, auch wenn Sie keinen Stuhldrang verspüren. Nehmen Sie sich genügend Zeit dafür, denn Zeitdruck lässt den Darm noch mehr streiken.
- Trinken Sie morgens auf nüchternen Magen ein Glas Molke oder ein Glas warmes Wasser, versetzt mit einem Teelöffel Apfelessig und etwas reinem Bienenhonig.
- Sorgen Sie für ausreichend Bewegung – bei Stubenhockern und Schreibtischtätern kann der Darm nicht auf Trab kommen.
- Gestalten Sie Ihre Ernährung ballaststoffreicher und vitaminhaltiger. Fettes, Fleisch und Wurst, Süßigkeiten sowie Weißmehlprodukte sollten so wenig wie möglich auf den Tisch kommen.

Bei Hämorrhoiden empfiehlt sich eine beruhigende Massage der Afterzonen mit dem Sedierungsgriff.

Wechseljahrebeschwerden

Das Ausbleiben der Periode und damit auch der Verlust der Fruchtbarkeit bedeuten einen einschneidenden Wandel im Leben einer Frau: Zum einen können durch die hormonelle Umstellung Beschwerden im körperlichen Bereich auftreten, zum anderen wird der Eintritt in eine neue Lebensphase von so mancher Frau als mehr oder minder schmerzlicher Verlust an Weiblichkeit empfunden, wodurch auch die Seele leidet.

Eine medizinische Betreuung ist nur dann nötig, wenn die körperlichen Beschwerden als sehr unangenehm empfunden werden.

In körperlicher Hinsicht kann sich die Menopause in Hitzewallungen, Schwindelgefühlen, Herzrasen, Neigung zu Bluthochdruck, Gewichtszunahme sowie in Verdauungsstörungen, Blähungen und nervösem Schwitzen zeigen. Psychische Symptome sind Niedergeschlagenheit, Reizbarkeit, aggressive Stimmungen und Schlafstörungen.

Die allgemein wohltuenden und harmonisierenden Wirkungen, welche die Massage der Reflexzonen entfaltet, beeinflussen sowohl die seelischen wie auch die körperlichen Beschwerden, die sich im Zuge der hormonellen Umstellung im Klimakterium einstellen können, sehr positiv.

Die Behandlung

Massieren Sie wie nachfolgend empfohlen ein- bis zweimal wöchentlich.

- Zunächst behandeln Sie alle Zonen der endokrinen Drüsen (der »Hormondrüsen«) aktivierend, um den Hormonhaushalt auszugleichen und zu regulieren.

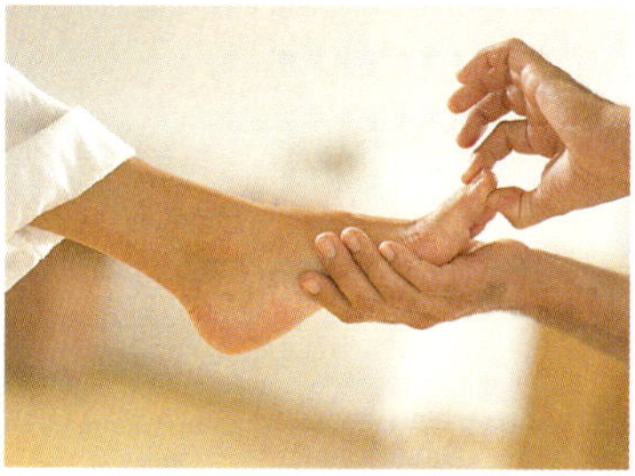

Vor allem die Anregung der Hirnanhangsdrüsenzonen wirkt sich positiv auf die nun stattfindende Umstellung des Hormonsystems aus und vermag viele Wechseljahrebeschwerden zu lindern.

- Die Zonen von Hirnanhangsdrüse, Hypothalamus und Zirbeldrüse massieren Sie ebenfalls aktivierend.
- An der Solarplexuszone wenden Sie den auf Seite 97 beschriebenen Spezialgriff an.
- An den Ohren führen Sie das auf Seite 106 genannte Grundprogramm zur »Harmonisierung des gesamten Körpers« durch.

Zusätzliche Maßnahmen

Bei Beschwerden in den Wechseljahren spielt die Psyche eine enorme Rolle. Je stärker das Klimakterium als Verlust der Weiblichkeit empfunden wird, desto ausgeprägter sind meist die Beschwerden.

- Stellen Sie Ihre Ernährung auf vollwertige oder vegetarische Kost um.
- Gehen Sie generell sehr sparsam mit Salz um, denn das wirkt der Einlagerung von Wasser im Gewebe entgegen.
- Genießen Sie Kaffee, Alkohol und Nikotin nur in Maßen.
- Nehmen Sie regelmäßig Lebertran oder Lebertran-Produkte, Knoblauch oder Knoblauchpräparate sowie Kalzium- und Magnesiumpräparate ein, denn sie wirken Osteoporose und Gefäßverkalkung (Arteriosklerose) entgegen und unterstützen das Nervensystem.
- Achten Sie auf Ihr Gewicht und auf regelmäßige Bewegung. Suchen Sie sich eine Sportart, die Ihnen Freude macht, und die Sie gemeinsam mit anderen Frauen ausführen können.

Zahnschmerzen

Zahnschmerzen, ob pochend, pulsierend, ziehend oder stechend, sind keine Erkrankung an sich, sondern immer ein sicheres (und sehr unangenehmes) Indiz dafür, dass etwas mit dem Kauapparat nicht in Ordnung ist. In Betracht kommen hier beispielsweise ein eitriger Zahn, eine Wurzelentzündung oder eine Fehlstellung von Kiefer oder Zahn. Auslöser für solche Zahnbeschwerden sind in den meisten Fällen mangelhafte Zahnhygiene sowie der Genuss von zuviel Süßigkeiten und anderen zuckerhaltigen Speisen.

Die Reflexzonenmassage kann und soll den Gang zum Zahnarzt nicht ersetzen. Sie dient vielmehr dazu, Ihre Schmerzen zu lindern und Ihnen so die Zeit bis zum Zahnarzttermin zu erleichtern.

Zahnschmerzen, gleich welcher Ursache, bedürfen stets der zahnärztlichen Behandlung. Denn nur ein Fachmann kann den Grund Ihrer Beschwerden diagnostizieren und die entsprechende Behandlung einleiten.

Die Behandlung

Die folgende Massage dient lediglich zur Anwendung in akuten Fällen.

- Massieren Sie alle Zonen der Zähne beruhigend mit dem Sedierungsgriff.
- Da Zahnschmerzen den gesamten Gesichtsbereich in Mitleidenschaft ziehen und oftmals sehr weit ausstrahlen, sollten Sie auch die Zonen des Nasen- und Rachenraumes sowie die Zonen der Ohren und der Augen sedierend massieren.
- Das Gleiche empfiehlt sich für die Zonen der Halswirbelsäule und Luftröhre – massieren Sie diese beruhigend mit dem Sedierungsgriff.
- Zum Schluss wenden Sie sich dem Ohr zu: Massieren Sie in der Mitte sowie an der Innenkante des Ohrläppchens ebenfalls beruhigend mit dem Sedierungsgriff.

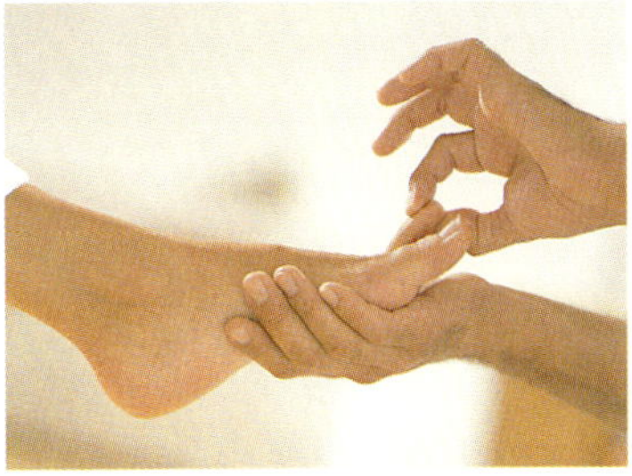

Die beruhigende Massage der Zonen der schmerzenden Zähne bringt in vielen Fällen schnelle Linderung und macht die Zeit bis zum Zahnarztbesuch erträglicher.

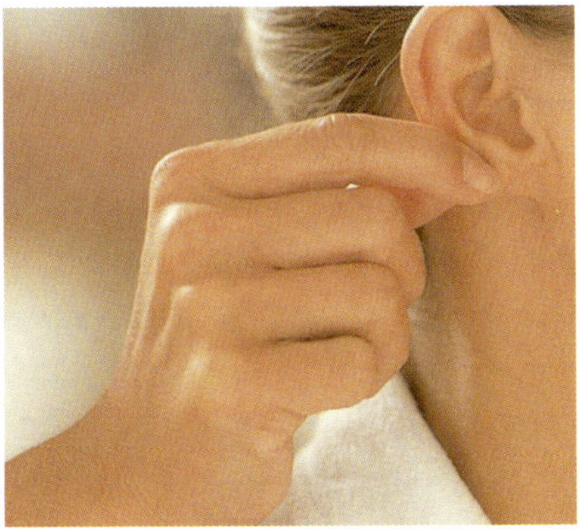

Die Ohrläppchenmassage hat einen allgemein beruhigenden Effekt auf den gesamten Organismus und dämpft zugleich die Schmerzempfindlichkeit.

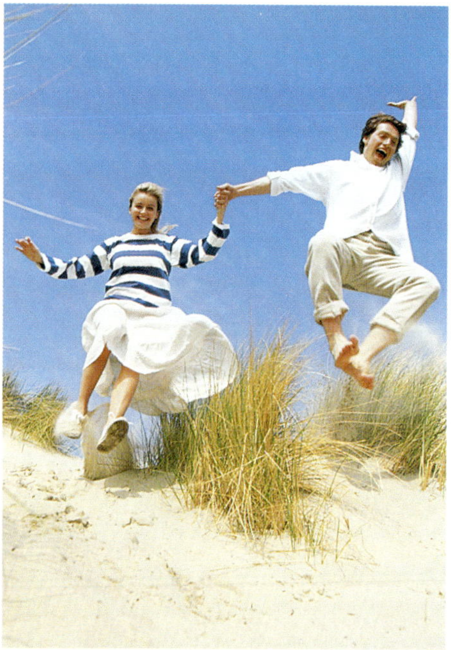

Auf zu neuen Taten! Nutzen Sie die energetisierende Wirkung der Fußreflexzonenmassage.

Für spezielle Fälle

Die Reflexzonenmassage ist eine wirksame Methode, um Beschwerden zu lindern oder ärztliche Therapien zu unterstützen. Doch darüber hinaus kann sie zu einer besseren Lebensqualität verhelfen, indem sie auch über körperliche Beschwerden hinaus wirkt.

In diesem letzten Abschnitt möchte ich Ihnen drei Massageprogramme vorstellen, die auf ganz bestimmte Bedürfnisse zugeschnitten sind. Vom kleinen Energieschub zwischendurch über die Unterstützung beim Abnehmen bis hin zur Verbesserung des Hautbildes – eine regelmäßige Massage der Reflexzonen führt zu erstaunlichen Ergebnissen.

So gehen Sie vor

Die einzelnen Behandlungsprogramme können sowohl alleine als auch begleitend zur Grundbehandlung aller Reflexzonen (siehe Seite 84ff.) angewandt werden. Für jedes Massageprogramm benötigen Sie etwa zwischen 10 und 20 Minuten Zeit. Die Anleitungen beschreiben immer die Massage an einem Fuß und werden an dem anderen Fuß in der gleichen Weise ausgeführt; außer natürlich bei Reflexzonen, die sich entsprechend ihrer Lage im Körper nur an einem Fuß befinden. Nach der Massage führen Sie jeweils das Ausstreichen der Füße und der Ohren durch (siehe Seite 33 bzw. 105).

Bei Leistungsabfall und Energielosigkeit ist oftmals der Blutzuckerspiegel »im Keller«. Da helfen eine Banane, Studentenfutter oder auch ein bis zwei Teelöffel guter Bienenhonig wieder auf die Beine.

Kleiner Energieschub gefällig?

Am sinnvollsten ist es selbstverständlich, den vollständigen Massagezyklus an allen Fußreflexzonen durchzuführen (siehe Seite 84ff.). Doch falls Sie nicht genügend Zeit dafür haben, müssen Sie trotzdem nicht auf die wohltuenden und entspannenden Wirkungen der Reflexzonenmassage verzichten. Dazu führen Sie die folgende Teilmassage durch. Sie ist speziell darauf ausgerichtet, Energien rasch und nachhaltig zu mobilisieren, sie macht wacher und leistungsfähiger und stärkt die Konzentrationsfähigkeit. Aus diesen Gründen eignet sich dieses Massageprogramm hervorragend als einfach durchzuführende und schnell wirksame Energiespritze zwischendurch.

Die Massage

Die folgende Behandlung ist ideal für unterwegs und auf Reisen. Sie hilft unter anderem auch zur Harmonisierung und Entspannung auf Langstreckenflügen sowie zur Vorbeugung beziehungsweise Linderung des Jetlag.

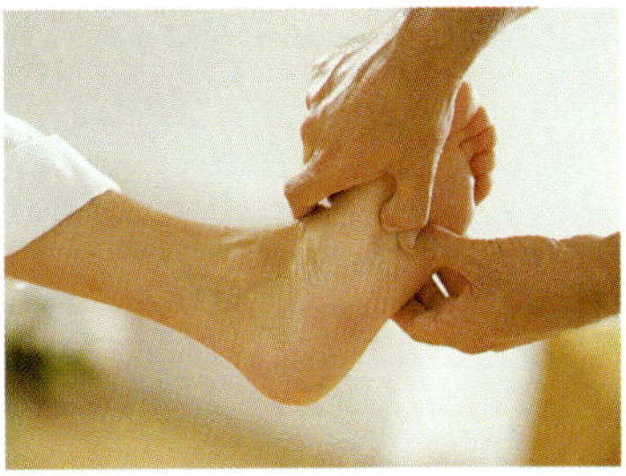

Hinter mangelnder Energie steht häufig auch übermäßige Nervosität – dagegen hilft die Massage der Solarplexuszone.

- Massieren Sie alle Zonen der Wirbelsäule, die Zwerchfellzone sowie die Zonen der gesamten Beckenorgane jeweils aktivierend.
- An der Solarplexuszone wenden Sie den auf Seite 97 beschriebenen Spezialgriff an.

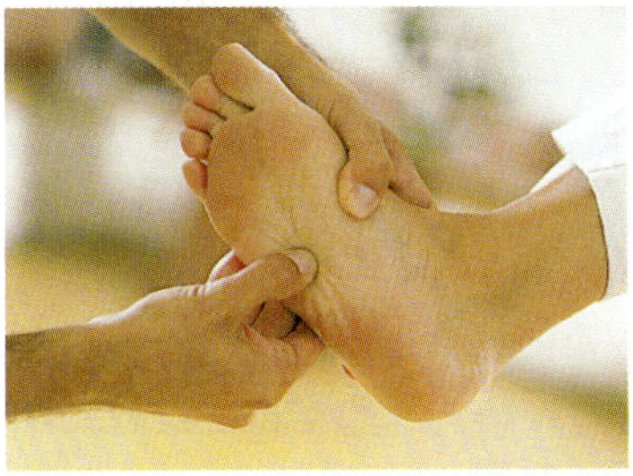

Die Behandlung der Nebennierenzonen reguliert die Ausschüttung von Adrenalin.

- Die Zone der Hypophyse massieren Sie aktivierend; ebenso die Zone der äußeren Genitalien.
- Da in den Nebennieren Adrenalin, unser »Stresshormon« gebildet wird, bezieht die Behandlung auch die aktivierende Massage der zugehörigen Reflexzone mit ein.
- Am Ohr führen Sie zunächst die auf Seite 106 beschriebene Massage zur »Harmonisierung des gesamten Körpers« durch. Darüber hinaus massieren Sie an der Stelle, an der die Hautfalte um die Ohrmuschel endet und sich zur Gehörgangöffnung hinwendet, sowie in der Mitte des Ohrläppchens aktivierend. Ebenfalls anregend massieren Sie gleich direkt unterhalb der Öffnung des Gehörganges.
- Abschließend streichen Sie den behandelten Fuß und das Ohr aus (siehe Seite 33) und massieren in der gleichen Weise am anderen Fuß beziehungsweise Ohr.
- Wer nur einige Minuten aufbringen kann, massiert zum »Auftanken« zwischendurch nur die Zonen von Solarplexus und führt das Grundprogramm am Ohr zur »Harmonisierung des gesamten Körpers« durch.

Mitstreiter im Kampf gegen die Pfunde

Wenn Sie Probleme mit Ihrem Gewicht haben, vielleicht leichter zunehmen als Ihnen lieb ist, und Ihre Kilos endlich in den Griff bekommen möchten, kann die Reflexzonentherapie Sie dabei sehr wirksam unterstützen. Wenn jemand zu dick oder übergewichtig ist, kann das verschiedene Gründe haben. Nur ein bis zwei Prozent der Übergewichtigen leiden unter hormonellen Störungen (Fettsucht) oder Stoffwechselanomalien. Der häufigste Grund ist ganz schlicht falsches Essverhalten: zu viel, zu schnell, zu fett, zu süß. Um langfristig abzunehmen, muss man also seine Essgewohnheiten verändern. Doch hier beginnt das eigentlich Problem, denn diese Gewohnheiten, die sich über viele Jahre hinweg festgesetzt haben, gründen im psychischen und emotionalen Bereich. So ist übermäßiges Essen sehr häufig eine Ersatzbefriedigung für fehlende Zärtlichkeit, Geborgenheit und Liebe. Die süßen und fetten Leckereien sind die Notleiter, die über die Frustrationen des Alltags hinweg helfen. Und weil es daran ja nicht mangelt, zeigen sich die kleinen Trosthäppchen gnadenlos beim Blick auf die Waage.

Ein wichtiger Schritt auf dem Weg zum Idealgewicht ist es, sich über die Gründe klar zu werden, die einen dazu veranlassen, viel und unkontrolliert zu essen.

Genau hier setzt die Massage der Reflexzonen an: Sie gleicht emotionale Ungleichgewichte aus, harmonisiert das seelische Befinden und verhilft auf diese Weise zu einer allgemein stabileren Psyche. Sie werden ausgeglichener, können bislang unterdrückte und aufgestaute Emotionen verarbeiten und Sie vermögen Ihre Gefühle und Bedürfnisse besser zum Ausdruck zu bringen.

Daneben unterstützt die Reflexzonenmassage Ihre Schlankheitsbestrebungen natürlich auch auf der körperlichen Ebene, indem sie die Entschlackung und Entgiftung des Körpers anregt und einen regulierenden Einfluss auf den Appetit hat. Da durch die regelmäßige Massage alle Organe in ihren Funktionen angeregt werden, kommt auch der Stoffwechsel besser auf Touren – mit dem Resultat, dass Sie leichter überflüssige Fettdepots abbauen und an Gewicht verlieren.

Die Massage

Führen Sie dieses Massageprogramm zweimal wöchentlich zur Unterstützung Ihrer Schlankheitskur durch.

- Die Zonen von Magen, Dünndarm und Bauchspeicheldrüse massieren Sie beruhigend mit dem Sedierungsgriff, um die Verdauungstätigkeiten und den Appetit zu regulieren.
- Die Zonen von Zwölffingerdarm und Leber hingegen behandeln Sie dagegen stabilisierend.
- Die Nierenzone wird aktivierend massiert, um die Entgiftung und Entschlackung des Körpers zu unterstützen.
- Die Solarplexuszone massieren Sie mit dem auf Seite 97 beschriebenen Spezialgriff.
- In der Mitte des Ohrläppchens wenden Sie den Sedierungsgriff an, um diese Zone zu beruhigen. An der Stelle, an der die Hautfalte um die Ohrmuschel endet und sich zur Gehörgangsöffnung hinwendet, sowie an dem vor beziehungsweise über der Gehörgangsöffnung gelegenen kleinen Läppchen massieren Sie hingegen aktivierend.
- Abschließend streichen Sie den behandelten Fuß und das Ohr aus (siehe Seite 33) und massieren in der gleichen Weise am anderen Fuß beziehungsweise Ohr.

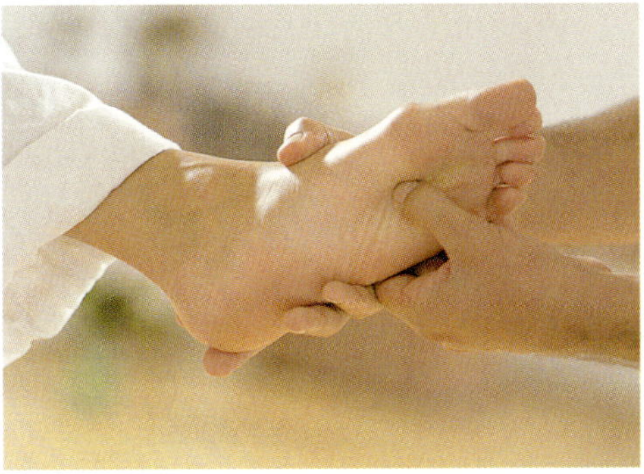

Die Behandlung der Magenzone sollte täglich mehrmals durchgeführt werden, um eventuell zwischendurch auftretenden »Gelüsten« schon im Vorfeld entgegenzuwirken.

Weitere Maßnahmen

- Das Wichtigste ist natürlich, die Kalorienzufuhr zu verringern und für ausreichende Bewegung zu sorgen.
- Essen Sie öfter Sauermilchprodukte, vor allem Dickmilch und Kefir. Diese regen die Darmtätigkeiten stark an, sodass Nahrungsreste aus dem Darm schneller ausgeschieden und damit zwischendurch auftretende Hungergefühle vermindert werden. Darüber hinaus reduzieren diese Milchprodukte die Fettaufnahme des Körpers. Ganz nebenbei beeinflussen die Milchsäurebakterien die Darmflora positiv und wirken schädlichen Keimen wie beispielsweise Darmpilzen entgegen.
- Nehmen Sie viel kaliumreiche Lebensmittel zu sich, denn dieser Mineralstoff hilft dem Körper, überflüssiges Wasser auszuschwemmen und damit an Gewicht zu verlieren. Sehr kaliumreich sind Bananen, Kartoffeln, Sellerie, Spargel, Salate, alle grünen Gemüse, vor allem Brokkoli, außerdem Avocados sowie Vollkornprodukte.

Kochsalz bindet das Wasser im Körper. Somit beeinträchtigt es das Entschlackungs- und Entwässerungsbestreben des Körpers und damit Ihren Diäterfolg.

Trinken Sie viel – allerdings keine kalten oder eisgekühlten Getränke. Beim Abnehmen sind diese eher hinderlich, da sie die Stoffwechselaktivitäten drosseln.

- Setzen Sie Ihren Körper öfters Temperaturwechseln aus. Sehr gut eignen sich hierzu Wechselduschen nach Kneipp, bei denen Sie sich zwei bis drei Minuten warm und dann etwa 20 bis 30 Sekunden kalt abbrausen. Das kurbelt den Fettabbau enorm an.

Für schönere Haut

Straffe und reine Haut, ein seidig schimmernder und klarer Teint sind ein untrügliches Zeichen allgemeinen Wohlbefindens. Neben einer gesunden Lebensweise, einer ausgewogenen und nährstoffreichen Ernährung sowie regelmäßiger körperlicher Betätigung und ausreichend Schlaf ist Ausgeglichenheit das beste Schönheitsmittel: Ein harmonischer Zusammenklang von Körper, Geist und Seele und ein ausgewogenes Verhältnis zwischen Anspannung und Entspannung haben eine positive Ausstrahlung zur Folge.

Eben diese Ausgewogenheit bewirkt die regelmäßige Behandlung mit der Reflexzonenmassage: Sie verbessert die Blutzirkulation im Körper, fördert den Energiefluss und gleicht körperliche wie seelische Ungleichgewichte aus. Die Stimulation der entsprechenden Reflexzonen regt die Aktivitäten der Hautzellen an, fördert deren Regeneration und unterstützt ihren Stoffwechsel. Der Säureschutzmantel der Haut wird stabilisiert, die Abwehrkraft der Haut damit gestärkt und der Abtransport von Schlacken- und Giftstoffen aus dem Hautgewebe wird beschleunigt. Das Resultat ist eine gesunde, straffe und gut durchblutete Haut – und dies kann man bereits nach einigen Anwendungen sehen.

Die Massage

Der günstigste Zeitpunkt für die Schönheitspflege mit Reflexzonenmassage ist morgens, als Teil der täglichen Toilette. Versuchen Sie wenn möglich, das folgende Programm in Ihren Tagesplan zu integrieren, denn regelmäßig angewendet entfaltet es die beste Wirkung. Sie müssen für einen vollständigen Massagedurchgang etwa zehn Minuten Zeit einplanen – das ist zugegebenermaßen gerade morgens, wenn die Uhr ohnehin schneller tickt als sonst, nicht wenig. Doch für diesen Aufwand werden Sie sichtbar entlohnt!

- Um den Abtransport von Schlacken- und Giftstoffen aus der Haut zu unterstützen, behandeln Sie zunächst alle Zonen des lymphatischen Systems mit einer aktivierenden Massage.
- Zusätzlich massieren Sie auch die Zone der Niere aktivierend – jedoch sehr sanft und behutsam.
- Beziehen Sie auch die Solarplexuszone mit in die Behandlung ein, um eine allgemeine Entspannung zu erreichen und das emotionale Befinden zu stablisieren – massieren Sie dazu mit dem Spezialgriff (siehe Seite 97).
- Ebenso der Harmonisierung von Geist und Seele dient die sedierende Massage von Hypophysen- und Epiphysenzone.
- Unabdingbar für einen schönen und klaren Teint ist eine gute Durchblutung der Haut – um diese zu fördern, behandeln Sie die Zonen von Herz und Kreislauf mit einer aktivierenden Massage.
- Zur Anregung der Verdauungsaktivitäten (hinter Hautproblemen verbergen sich oftmals ein träger Darm und andere Verdauungsstörungen) behandeln Sie die Zonen des Dünn- und Dickdarms mit einer aktivierenden Massage.
- An den Ohren massieren Sie an der Stelle, an der die Hautfalte um die Ohrmuschel endet und sich zur Gehörgangsöffnung hinwendet, stabilisierend, ebenso wie an jenem Bereich, an dem die Hautfalte um die Ohrmuschel eine Kurve macht und sich anschickt nach unten zu neigen.
- Dort, wo die Hautfalte um die Ohrmuschel ihren Anfang nimmt, behandeln Sie mit einer beruhigenden Massage.
- Abschließend streichen Sie den behandelten Fuß und das Ohr aus (siehe Seite 33) und massieren in der gleichen Weise am anderen Fuß beziehungsweise Ohr.

Wenn Ihre Haut sehr stark belastet ist, kann es sein, dass sich Unreinheiten, Rötungen oder andere Hautprobleme während der ersten Behandlungen vorübergehend verstärken.

Weitere Maßnahmen

Verwenden Sie nur pH-neutrale, sanft wirksame Pflegemittel zur Reinigung der Haut. Nach dem Duschen, Baden sowie nach Sauna- und Schwimmbadbesuchen sollten Sie immer den gesamten Körper mit Ölen oder Cremes verwöhnen – am besten mit hochwertigen Produkten auf Naturbasis.
Bei der Behandlung von Hauterkrankungen finden Sie auf Seite 128 weitere Hinweise und Tipps zur Hautpflege.

Die Autorin

Birgit Frohn ist diplomierte Humanbiologin. Sie lebt und arbeitet als freie Wissenschaftsjournalistin und Buchautorin in München. Mit zahlreichen Publikationen zu Themen aus den Bereichen Medizin, alternative Heilmethoden, Naturheilkunde und Ethnomedizin hat sie sich sowohl in der Fach- als auch in der Publikumspresse einen Namen gemacht. Von Birgit Frohn erschienen im Weltbild Buchverlag bereits »Natürlich heilen mit Olivenöl« und »Nahrung als Medizin«.

Haftungsausschluss

Die Inhalte dieses Buches sind sorgfältig recherchiert und erarbeitet worden. Dennoch können weder die Autorin noch der Verlag für die Angaben in diesem Buch eine Haftung übernehmen.

Bildnachweis

Alle Bilder: Dominik Parzinger, München; außer: AKG Archiv für Kunst und Geschichte GmbH, Berlin: 11; Bavaria Bildagentur GmbH & Co. KG, Gauting/München: 7, 9, 10, 21, 152; Focus Photo und Presse Agentur GmbH, Hamburg:111; Mauritius Die Bildagentur GmbH, Mittenwald: 41, 84
Alle Illustrationen: Studio für Illustration und Fotografie Sascha Wuillemet, München
Wir danken Bäder Obermaier, München, Maximiliansplatz 10, für die Leihgaben der Accessoires (Bademantel und Handtücher).

Literatur

Dougans, Inge / Ellis, Suzanne: Die Kunst der Reflexzonentherapie. Droemer Knaur Verlag. München 1993
Marquardt, Hanne: Reflexzonentherapie am Fuß. Karl F. Haug Verlag. Heidelberg 1994
Schwarz, Aljoscha A. / Schweppe, Ronald P.: Reflexzonenmassage für Gesundheit und Wohlbefinden. Aurum Verlag. Braunschweig 1993
Wagner, Franz: Reflexzonenmassage. Veritas Verlag. Linz 1994
Zenz, Gunter Dr. med.: Reflexzonenmassage am Ohr. Karl F. Haug Verlag. Heidelberg 1992

Impressum

Es ist nicht gestattet, Abbildungen und Texte dieses Buches zu digitalisieren, auf PCs oder CDs zu speichern oder auf PCs/Computern zu verändern oder einzeln oder zusammen mit anderen Bildvorlagen/Texten zu manipulieren, es sei denn mit schriftlicher Genehmigung des Verlages.

Weltbild Buchverlag
© 1999 Weltbild Verlag GmbH, Augsburg
4. Auflage 2000
Alle Rechte vorbehalten

Redaktion: Annette Gillich
Bildredaktion: Susanne Allende
Fachliche Beratung: Armin Binz
Umschlag: Dirk Risch, Berlin · München
Layout: Fischer's DTP-Studio, München
DTP/Satz: Dirk Risch, Berlin · München
Reproduktion: Kaltner Media GmbH, Bobingen
Druck und Bindung: Offizin Andersen Nexö, Graphischer Großbetrieb, Leipzig

Gedruckt auf chlorfrei gebleichtem Papier

Printed in Germany

ISBN 3-89604-747-7

Register